医学影像科普汇

百姓的影像专家

PEOPLE'S IMAGING EXPERT

程敬亮　朱绍成　张　勇◎主编

河南科学技术出版社

·郑州·

内容摘要

本书分为"基础篇""症状篇""疾病篇"和"健康体检篇"四个部分，用普通民众看得懂的通俗语言替代专业性强的医学术语，将医学影像知识科普与临床工作经验相结合，在充分介绍医学影像检查原理的基础上，从常见症状、疾病及体检三个方面着手，系统地讲述了公众普遍关心的各种医学影像检查技术的优缺点、如何选择影像学检查方式、检查前准备、检查路线，以及检查过程中遇到的常见问题等。本书内容构思巧妙，语言通俗易懂，收录了大量生动的示意图和典型的影像实例图片，旨在为大众传播趣味性与知识性相结合的影像科普知识，为公众轻轻松松进行医学影像检查指点迷津。

图书在版编目（CIP）数据

百姓的影像专家：医学影像科普汇 / 程敬亮，朱绍成，张勇主编 . — 郑州：河南科学技术出版社，2021.12
ISBN 978-7-5725-0642-0

Ⅰ.①百…　Ⅱ.①程…　②朱…　③张…　Ⅲ.①医学摄影—普及读物　Ⅳ.① R445-49

中国版本图书馆 CIP 数据核字（2021）第 246439 号

出版发行： 河南科学技术出版社
　　　　　　地址：郑州市郑东新区祥盛街27号　邮编：450016
　　　　　　电话：（0371）65788613　65788629
　　　　　　网址：www.hnstp.cn
策划编辑： 李喜婷　邓　为
责任编辑： 邓　为
责任校对： 董静云
封面设计： 中文天地
责任印制： 朱　飞
印　　刷： 河南博雅彩印有限公司
经　　销： 全国新华书店
开　　本： 720 mm × 1020 mm　1/16　**印张：** 18.75　**字数：** 200千字
版　　次： 2021年12月第1版　　　　　2021年12月第1次印刷
定　　价： 65.00元

如发现印、装质量问题，影响阅读，请与出版社联系并调换。

主 编 简 介

程敬亮简介

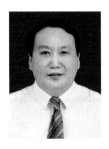
程敬亮，男，1964年8月出生，河南太康县人。郑州大学第一附属医院磁共振科主任、医学影像中心主任、医技医学部主任，二级教授、主任医师、博士生导师，郑州大学特聘教授。河南省医学影像诊疗和研究中心主任、河南省医学影像远程网络会诊中心主任、河南省磁共振功能成像与分子影像重点实验室主任、河南省脑功能检测与应用工程技术研究中心主任、河南省医学影像智慧诊疗工程研究中心主任。

程敬亮教授自1985年河南医科大学医疗系毕业以来，一直从事医学影像学的医疗、教学和科研工作。迄今已发表科研论文1 000余篇，主编和参编影像学专著32部，获河南省科技进步奖二等奖7项，主持国家重点研发计划、国家自然科学基金、河南省杰出人才和杰出青年基金等多项科研项目。先后被评为国家重点研发计划项目（973）首席科学家，国家"百千万人才工程"有突出贡献中青年专家，享受国务院政府特殊津贴专家，河南省首届"中原千人计划"中原名医，河南省杰出专业技术人才，河南省优秀专家，全国优秀科技工作者，河南省跨世纪学术学科带头人，河南省科技领军人物，河南省卫生科技领军人才，河南省创新型科技团队带头人。

现任中国研究型医院学会磁共振专业委员会主任委员，中华医学会放射学分会副主任委员，中国医师协会放射医师分会副会长，《中华放射学杂志》副总编辑，河南省医学会副会长，河南省医学会放射学分会主任委员，中国医学装备协会磁共振应用专业委员会副主任委员，中国卒中学会医学影像专业委员会副主任委员，河南省卒中学会医学影像分会主任委员，河南省数字图形图像学会副理事长兼秘书长，河南省数字图形图像学会放射学医工结合专科分会主任委员，黄河医学影像论坛理事会秘书长，中国放射影像期刊联盟秘书长，《临床放射学杂志》等20余种放射影像学杂志的副主编、常务编委或编委。

朱绍成简介

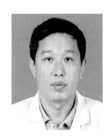

朱绍成，河南省人民医院放射科副主任、医技医学部总支副书记。影像医学与核医学博士、主任医师、教授、硕士研究生导师。长期从事医学影像诊断的医疗、教学和科研工作，享受河南省政府特殊津贴专家。现任中华医学会放射学分会腹部专业委员会委员，中国医师协会放射医师分会消化专业委员会委员，中国医师协会消化医师分会影像专业委员会委员，河南省医学会放射学分会副主任委员，河南省医师协会放射医师分会副会长，河南省医学会放射医学与防护学分会副主任委员，河南省抗癌协会肿瘤影像专业委员会副主任委员，河南省卫生系统高级职称评审专家组成员，郑州市医师协会放射医师专业委员会主任委员。以第一作者或通讯作者发表科研论文 30 余篇，获河南省科技进步奖一等奖1 项、河南省科技进步奖二等奖 1 项，被评为河南省首批高层次人才。

张勇简介

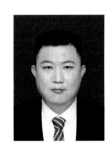

张勇，郑州大学第一附属医院磁共振科副主任。医学博士、主任医师、副教授、硕士研究生导师。现任中华医学会放射学分会青年委员会委员、磁共振学组委员，河南省医学会放射学分会副主任委员，中国医师协会放射医师分会神经影像专业委员会委员，中国研究型医院学会磁共振专业委员会常委，中国抗癌协会肿瘤影像专业委员会委员，中国医疗保健国际交流促进会放射学会委员，河南省卒中学会医学影像分会副主任委员，河南省抗癌协会肿瘤影像专业委员会常务委员。以第一作者或通讯作者发表科研论文 50 余篇，主编和参编影像学专著 10 部，获国家实用新型专利 8 项，获河南省科技进步奖二等奖 6 项，河南省教育厅科技成果一等奖 1 项。先后评为河南省卫生健康中青年学科带头人、河南省高层次人才、河南省高等学校青年骨干教师、河南省卫生计生科技创新型人才。

本书编写人员名单

主　编　程敬亮　朱绍成　张　勇

副主编　赵　鑫　张永高　岳松伟　滑少华　徐俊玲

　　　　　曲金荣　李永丽　李淑健

编　委（按姓氏拼音为序）

白萍萍	陈　艳	程敬亮	崔二峰	冯中全
付　畅	耿立平	郭彦璞	韩　超	滑少华
荆彦平	李　扬	李进营	李莉锦	李鹏歌
李淑健	李永丽	李振玉	林光耀	刘　学
马亚萍	曲金荣	任红瑞	史继平	孙萌萌
孙英杰	田卫兵	王　赢	王斌杰	王春红
王国鹏	肖战丽	徐俊玲	闫宇涛	杨雷振
袁军辉	岳松伟	张　勇	张永高	赵　鑫
朱绍成				

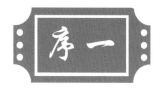

序一

　　健康是民族昌盛和国家富强的重要标志，也是广大人民群众的共同追求。没有全民健康，就没有全面小康，保障人民健康是我们党为人民奋斗的重要目标，更是医疗卫生战线奋力进取的首要任务。近年来，随着我国和我省人口老龄化步伐的加快，慢性疾病患者数量不断增加，越来越多的人民群众已意识到健康的重要性。因而，公众日益增长的医疗卫生信息需求对医务工作者提出了更高的要求，不仅要做治病救人的好大夫，也要成为医学科普知识的践行者和传递者。

　　医学影像学是汇聚 X 线、磁共振成像、CT、超声、核医学、介入医学等多种技术的影像诊断和治疗的综合性学科。随着各种医学影像检查设备与检查技术的应用，广大人民群众甚至是临床医务工作者对医学影像的相关专业知识稍感匮乏，面对种类繁多的影像检查，心存不少问题和疑惑。此外，由于临床医学专业性强，科室分工越来越细化，不同临床科室对医学影像检查的认识可能也仅局限于本专业范畴，对专业领域以外的影像检查手段以及各种影像检查新技术知之较少。

　　科普是智慧之源、力量之源、创新之源，是科学文化传播的重要途径。河南省医学会作为河南省卫生健康委员会的直属二级机构，始终高度重视科普工作，为人民群众提供全方位、全生命周期的卫生与健康服务。河南省医学会副会长、放射学分会主任委员程敬亮教授作为中华医学会放射学分会副主任委员和中国医师协会放射医师分会副会长，兼具专业的医学影像背景和组织领导能力，在他和河南省医学影像专业人员的共同努力下，编写了"医学影像科普汇"丛书，包括《百姓的影像专家》和《医生的影像顾问》两个分册，《百姓的影像专家》面向广大民众和病人；《医生的影像顾问》面向临床医生。

该丛书对各种影像检查原理、新技术应用、适应证、禁忌证、检查前准备、注意事项、常见问题以及体检时影像检查的选择等方面进行了翔实的介绍与解读，变专业为通俗，变生僻为亲近，具备可读性、趣味性和艺术性，不失为一套优质的医学影像科普作品。本丛书的出版，不仅是对河南省医学会科普工作的支持，也是公众了解医学影像知识、提升健康素养的重要平台，更是临床医生拓展医学影像认识的重要载体。

我衷心希望广大读者能够通过该套丛书进一步了解医学影像专业，了解医学影像新技术，拉近公众以及临床医务工作者与影像工作者间的距离，让医学影像技术更好地为人民健康事业服务。为中原更加出彩，为河南医疗卫生事业发展发挥光和热。

河南省医学会会长

阚全程

2021 年 10 月

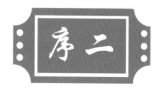

序二

随着我国社会经济的不断发展，公众对健康的关注度不断提升，对于医疗卫生知识的需求也与日俱增，为广大人民群众提供科学、实用、通俗的专业知识十分必要，科普书籍无疑是最有效的工具和载体。

人体有着最为精密、最为复杂的结构和功能，临床医生常难以仅通过病史、临床表现和实验室检查，就直观准确地判断出疾病的种类和病情，而医学影像学通过影像仪器的直接成像或动态显现，充分显示患者体内的结构及其变化，在临床诊疗过程中扮演着不可或缺的重要角色。因此，人民群众在日常就诊、体检甚至治疗时越来越离不开医学影像学检查。虽然互联网时代能够非常便捷地获取医疗卫生信息，但网络信息纷繁冗杂，对于缺乏医学知识的公众来说更是真伪难辨，需要一本权威、专业的科普读物来切实解决人民群众在医学影像检查中遇到的各种问题与疑惑，拉近公众与医学影像之间的距离。

此外，随着近年来医学影像设备快速发展，检查技术不断更新，临床医生对各种新技术的临床应用了解甚少，因此也需要一本专门针对临床医生的影像科普书，以协助临床医生更有效准确地"开影像检查申请单"。程敬亮教授作为郑州大学第一附属医院医学影像中心主任与河南省医学会副会长、河南省医学会放射学分会主任委员、中华医学会放射学分会副主任委员、中国医师协会放射医师分会副会长，深谙各种医学影像学检查技术及其临床应用的优缺点，他组织河南省医学影像专家所编写的"医学影像科普汇"就是这样一套集知识性、趣味性与实用性为一体的优秀科普丛书。

这套科普丛书分别针对公众和临床医生，从多角度、深层次介绍了各种医学影像检查的基本原理、适应证、禁忌证，影像检查新技术的发展及临床应用，如何选择经济而有效的检查项目，以及检查前准备等大众和临床医生最关心的问题。该书内容深入浅出，图文并茂，用通俗易懂的语言、灵活多样的形式，传播精准的医学影像知识，有利于增进医患沟通互信，让医学影像知识能够真正惠及广大群众。

最后，衷心祝贺"医学影像科普汇"丛书的出版！这套丛书将晦涩难懂的医学影像知识化作通俗有趣的医学科普作品，架起了一座专业与通俗之间的桥梁，必将加深公众和临床医生对医学影像学的理解，为医学科普事业贡献力量。

中华医学会放射学分会主任委员

海军军医大学第二附属医院影像医学与核医学科主任

刘士远

2021 年 10 月

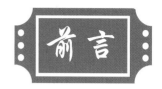

前言

　　医学影像学是一门借助各种医学成像设备和技术对人体疾病进行诊断和治疗的新兴学科，是 20 世纪医学领域中知识更新最快的学科之一。其在临床工作中发挥着日益显著的作用，为各类疾病的早期诊断、治疗以及疗效评估提供了极大的便利。自 1895 年伦琴发现 X 线再到超声、CT、磁共振成像、介入放射和核素显像等技术的相继问世与应用，医学影像学已从单一依靠形态变化进行诊断，发展成为集形态、功能、代谢改变于一体的综合诊断与治疗体系。

　　近年来，随着我国经济与科技的快速发展，人民生活水平不断提高，人均寿命也不断增加，对诊疗技术水平也提出了更高的要求。医学影像检查作为发现疾病、守护健康的"前哨兵"，广大民众却对其知之甚少，甚至存在许多误区。不仅如此，随着医学影像检查项目的不断细化和新技术的更新迭代，很多临床医生在面对种类繁多的影像检查时也会出现各种疑惑，甚至对层出不穷的影像新技术也知之甚少。因此，我们组织专家编写了这套针对公众和临床医生的医学影像学科普丛书——"医学影像科普汇"。

　　本丛书包括《百姓的影像专家》和《医生的影像顾问》两册。《百姓的影像专家》面向广大民众，分为"基础篇""症状篇""疾病篇"和"健康体检篇"四个部分;《医生的影像顾问》面向临床医生，分为"影像技术篇""对比剂及其临床应用篇""疾病诊断与影像选择篇"和"影像综合篇"

四个部分，两本书内容均涵盖了 X 线、CT、磁共振成像、超声、核医学和介入治疗等医学影像技术与应用。本着医学科普"科学性、思想性和艺术性"的基本要求，本丛书突出"通俗性、适应性、趣味性和先进性"。《百姓的影像专家》用普通民众看得懂、记得牢的语言替代专业性强的医学术语，将医学影像知识科普与临床工作经验相结合，在充分介绍医学影像检查原理的基础上，从常见症状、疾病及体检三个方面系统讲述了公众普遍关心的各种医学影像检查技术的优缺点、如何选择影像学检查方式、检查前准备、检查路线，以及检查过程中遇到的常见问题等。《医生的影像顾问》则在全面介绍各种常见影像检查技术的同时，深入浅出地讲解了最新检查技术的临床应用，并从常见疾病着手，重点阐述各类影像检查的适应证、禁忌证，不同检查手段、不同技术的诊断价值比较及各类疾病典型的影像表现。本丛书语言通俗易懂，收录了大量生动的示意图和典型的影像实例图片，旨在为大众和临床医生传播趣味性与知识性相结合的影像科普知识，为公众轻轻松松进行医学影像检查指点迷津，为临床医生快速有效地选择影像检查项目答疑解惑。

由于编写组与广大读者对医学影像检查技术的认识与理解存在差异，对影像检查选择原则可能持有不同见解，欢迎提出宝贵意见，以便再版时补充与更正。

河南省医学会副会长

河南省医学会放射学分会主任委员

中华医学会放射学分会副主任委员

中国医师协会放射医师分会副会长

中国研究型医院学会磁共振专业委员会主任委员

2021 年 10 月

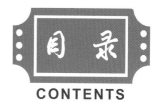

CONTENTS

第一章 基础篇

第一节 X线检查

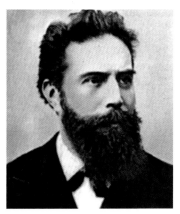
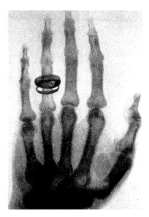

威廉·康拉德·伦琴　　　　人类历史上第一张X线照片

（伦琴夫人手部X线照片）

影像小贴士

　　X线是一种肉眼看不见，但能穿透人体与物体的电磁波。1895年11月8日由德国物理学家威廉·康拉德·伦琴发现。因为当时对这种射线不甚了解，就用代数中表示未知数的X表示，取名X射线，又称伦琴射线。因为X射线的发现，开创了放射检查的新纪元，为此，伦琴先生也获得了1901年的首届诺贝尔物理学奖。

1. X 线检查是如何查出病变的？

X 线检查是利用 X 线穿透人体后，使人体内部结构和器官形成影像，从而了解人体解剖结构、生理功能和病理改变的影像学检查方法。与日常生活中的照相机拍照不同，日常照相机拍照获得的是人体或物体的表面影像；X 线图像反映的是人体内部不同密度器官和病变的复合影像，其中异常高密度或低密度的病变能够在 X 线图像中显现出来，从而诊断疾病。X 线检查方法包括透视、摄影和造影等。

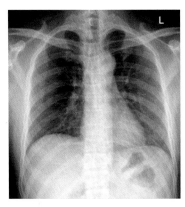 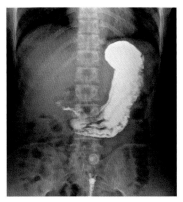

正位 X 线胸片，可分辨中间高密度近似梨形的心脏、两侧低密度肺与高密度骨骼

上消化道 X 线钡餐造影，可见显影的高密度胃

2. X 线有哪些特性？

X 线有如下特性：①物理效应：包括穿透性、荧光作用，是 X 线透视、摄影的基础。②化学效应：包括感光作用、着色作用，是 X 线胶片感光成像的基础。③生物效应：可导致生物细胞抑制、损伤，甚至坏死，是 X 线进行肿瘤治疗的基础；同时，也是 X 线产生损伤的根源，以及需进行 X 线防护的原因。

3. 常用的 X 线检查方法有哪些？如何选择？

X 线检查方法主要包括透视、摄影（平片）和造影检查，各有优缺点，依据临床需求，可有选择地使用。

X 线透视、摄片、造影三种检查方法优缺点的比较与应用选择

透　视	摄　片	造　影
简便、费用低	简便、费用中等	复杂、费用高
可动态观察、检查时间较长	快捷、检查时间短	辐射剂量大、检查时间长
辐射剂量大	辐射剂量小	可动态观察、需要对比剂
图像清晰度不高	图像清晰	图像较清晰
胸、腹部急症检查	胸部、腹部和骨骼检查	消化道、子宫输卵管、尿路、胆道造影等

4. 什么是 DR 检查？

DR 指在计算机控制下直接进行数字化 X 线摄影的新技术，即通过平板探测器把穿透人体的 X 线信息转化为数字信号，并由计算机重建图像及进行一系列图像后处理。DR 的出现打破了传统 X 线图像的观念，实现了人们梦寐以求的由模拟 X 线图像向数字化 X 线图像的转变，与常规 X 线摄影比较具有很大的优越性。

目前 DR 检查已经普及，大部分医院进行的 X 线摄影已为 DR 检查。

5. X 线对人体有害吗？X 线照射后在人体内有残留吗？

X 线辐射损伤是指一定量的电离辐射作用于人体后被组织吸收造成的损伤。X 线单次检查辐射剂量均在国际辐射防护委员会规定的剂量范围内，

对人体伤害不大，但多次长时间照射可导致严重损伤。X线辐射的长期效应可致癌或导致胎儿畸形。由于X线可能造成人体伤害，在X线检查室门上常贴有警示性标志，请您远离X线检查区域。

需要检查者知道的是，X线只在照射时出现，照射停止，射线消失，也就是说X线不会在人体内残留。

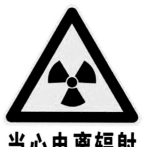

当心电离辐射
Caution, ionizing radiation

电离辐射标志

6. X线检查时医务人员为什么穿戴防护用品？

由于X线可对人体造成一定的伤害，为了减轻射线对医务人员的伤害，在透视、摄影特别是进行X线血管造影及介入治疗时常要求医务人员穿戴X线防护用品。

常用的X线防护用品包括铅衣、铅围领、铅围裙、铅帽、铅眼镜等，要重点防护睾丸、卵巢、甲状腺、晶状体等对X线敏感的部位。

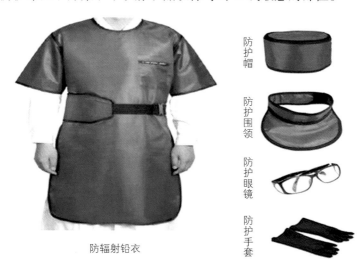

防护帽

防护围领

防护眼镜

防护手套

防辐射铅衣

常用 X 线防护用品

7. X线检查时患者及陪护人员如何防护？

原则上患者应避免短期内反复多次进行X线检查，进行检查时应尽量保护未照射部位。对育龄期妇女做腹部照射时，应尽量控制次数及部位，避免伤害女性生殖器官。孕早期的胎儿对X线辐射特别敏感，此阶段进行X线检查易造成流产或畸胎，故对早孕妇女应避免X线照射。对男性患者，在不影响检查的情况下，宜用铅橡皮保护阴囊，防止睾丸受到照射。乳腺、前列腺、甲状腺与晶状体也要特别注意保护。老年人、儿童或危重患者进行X线检查时，检查室内的陪同人员也需同时穿铅衣等防护。

提醒广大医务人员和患者在体检或检查疾病时尽量选择超声与磁共振成像等对人体无害的检查，不能解决临床问题时，再选择其他可能有害的影像检查。

8. X线检查能解决哪些临床问题？

X线检查方法主要有X线透视、摄影和造影三种。

X线透视主要用于胸腹部急症、骨折复位与处理后的观察以及肺部疾病的体检筛查。随着CT和DR的普及，X线透视检查的临床应用已越来越少。

X线摄影即平常说的照片或照相，主要用于胸腹部疾病的筛查与诊断，也常用于骨关节疾病与乳腺疾病的检查。目前，常规X线摄影已逐渐被数字化X线摄影（DR）所取代。

X线造影检查需使用对比剂，主要包括消化道造影、静脉肾盂造影、子宫输卵管造影、钡灌肠检查和T管造影检查等，用于不同部位相关疾病的检查与诊断。X线血管造影也属于X线造影的范畴。

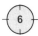

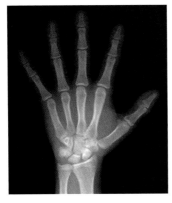

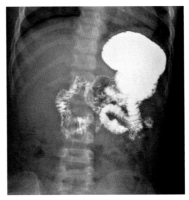

手部 X 线正位平片显示高密度
的腕骨和掌、指骨

上消化道 X 线钡餐造影显示胃与
小肠

9. X 线检查为什么要摆不同的姿势?

正如生活中为拍出漂亮照片而摆出各种姿势一样，X 线检查时为了清晰地显示人体的不同结构和病变，常常需要进行不同角度的摄影，让患者摆出不同的姿势。常用的投照体位有正位、侧位、斜位、轴位以及其他特殊体位。

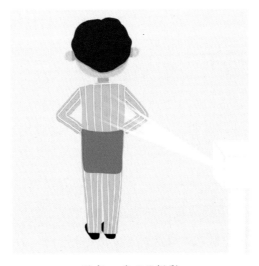

胸部 X 线正位摄影

10. 钡餐是什么餐?

钡餐是 X 线上消化道造影检查时口服的一种微甜的稠厚溶液,医学上称为钡剂。钡剂呈白色,无毒,看上去和喝起来有点像"牛奶",但不会被胃肠道吸收,因此被用于 X 线钡餐检查,该检查常用于食管、胃和小肠疾病的诊断。

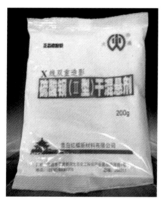
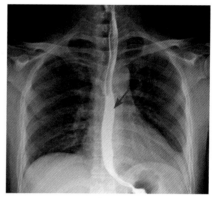

硫酸钡干混悬剂　　　　　　食管钡餐 X 线造影正位检查,可见食管呈条带状的高密度影(箭头)

11. X 线子宫输卵管造影有用吗?

X 线子宫输卵管造影是一种通过导管向子宫腔内注入对比剂,使子宫腔和输卵管显影的 X 线造影检查。可用于判断宫腔的发育情况,如是否满足受孕条件,形状是否异常,同时观察输卵管是否通畅,是否有像腊肠一样的积水。对于久婚未孕的女性是非常有帮助的检查。

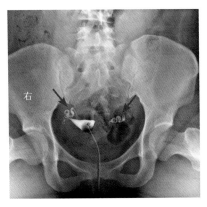

X 线子宫输卵管造影，可见宫腔和输卵管显影（箭头）

12. 孕妇能做 X 线检查吗？

孕妇在不必要的情况下尽量不做 X 线检查，尤其是孕 12 周内，因为此阶段的胚胎细胞处于分裂及分化的关键时期，对 X 线辐射十分敏感，易导致胎儿出现异常。如果孕妇在孕期生病了，尽量选择对人体无害的超声或磁共振成像检查，确实需要做 X 线检查时，要听从产科医生和放射科医生的建议，做好相应的防护。

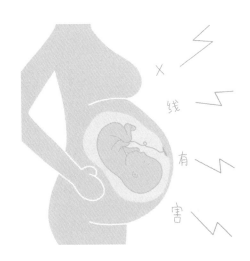

13. 哺乳期妇女能做 X 线检查吗？

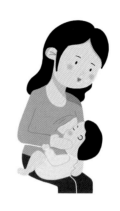

X 线仅仅在检查时存在，检查过程中既不会破坏乳汁营养，也不会对乳汁造成任何危害，更不会在体内停留，因此，哺乳期妇女可根据需要在医师指导下接受 X 线检查。

第二节　CT 检查

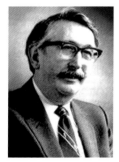

亨斯菲尔德

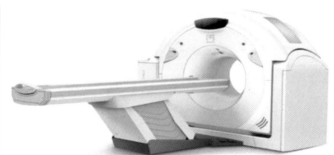

CT 检查设备

影像小贴士

CT 是 Computed Tomography 两个英语单词首字母的缩写，中文名为"电子计算机断层摄影"，由于使用 X 射线进行检查，全称应该是"X 线电子计算机断层摄影"。

CT 是 1969 年由英国的电器工程师亨斯菲尔德发明的先进检查设备，他因此获得了 1979 年的诺贝尔生理学或医学奖。

CT 是一种便捷、高速、密度分辨率高、无断面以外组织干扰的影像检查。

1. CT 是如何诊断人体疾病的?

CT 是利用 X 线的穿透性穿过人体组织,由探测器去接收这些信号,最后计算机对这些信号和能量进行处理,从而得到有密度差异图像的影像学检查技术。

由于不同组织和器官以及病变的密度不同,在 CT 图像上表现为黑、白、灰不同的颜色,从而区分正常结构和病变,用于疾病的诊断。

2. 经常说的 CT 排数指的是什么? 排数越多越好吗?

平常所说的"多少排 CT",如 16、64、128、256、360 排,有什么区别呢?排数是指 CT 探测器的排的数量,比如 64 排 CT 一次扫描可以产生 64 层图像;128 排 CT 一次扫描可以产生 128 层图像。排数越多,一次扫描的范围越大,检查时间就越短,越有利于运动脏器的检查,比如心脏检查。因此,从临床应用角度,排数越多越好。

3. CT 图像有哪些特点?

CT 图像不同于 X 线图像,X 线图像是人体某一区域结构的整体投影,而 CT 图像为断层图像,也就是说 CT 的每一张图像都相当于把身体某一层切开看到的图像,这样就能更清晰地看到人体的内部结构。CT 的另一个特点就是密度分辨率高,能够比 X 线检查更好地显示轻微的密度差别,更容易发现病变,这就是 CT 发现和诊断疾病的"杀手锏"。

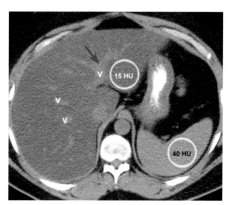
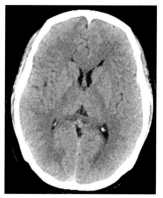

脂肪肝患者的CT横断面平扫图像，显示肝内血管呈相对高密度（箭头），并清楚显示肝脏、脾脏与胃

脑基底节层面的CT横断面图像，清楚显示高密度颅骨、等密度脑组织与低密度脑脊液

4. CT有哪些"特异功能"？

CT的横空出世让当时的医学界大为震惊，随着计算机技术的不断发展及CT的更新换代，更是让CT检查有了很多特殊功能，更有利于疾病诊断，可谓是"八仙过海，各显神通"，让我们来看看吧！

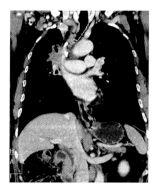
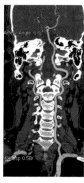
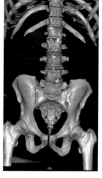
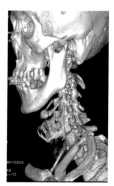

多平面重建（MPR）可显示任意层面冠状面、矢状面、横断面和斜位的二维图像

曲面重建（CPR）能够展示人体曲面结构器官的全貌

容积显示（VR）主要显示骨骼、血管、泌尿系统及肿瘤等

表面遮盖技术（SSD）主要用于显示骨骼、血管及气道等

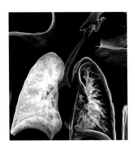
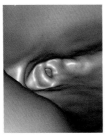
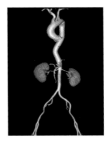
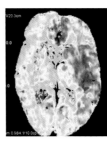

最小密度投影（Min-IP）主要用于低密度器官及病变成像，如气管、肺等

仿真内窥镜（VE）类似于纤维内镜效果，用于气道、胃、结肠、血管等中空器官

CT血管造影（CTA）可清晰立体地显示血管和血管病变，需注射对比剂

CT灌注成像（CTP）用于评价缺血、梗死、肿瘤等的血供状态，需注射对比剂

5. 高分辨 CT 能检查什么疾病？

高分辨 CT（HRCT）具有较高的分辨率，通过薄层（1.0~1.5 毫米）扫描获得 CT 图像，从而显示病灶的细微结构。主要用于肺小结节、间质性病变、支气管扩张等肺部疾病及颞骨细微结构的检查。其缺陷是辐射剂量较高，可能造成辐射损伤。

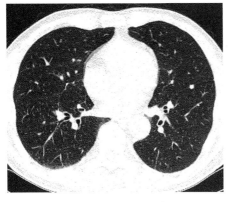
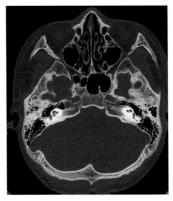

肺部高分辨 CT 横断面图像，清晰显示左肺高密度结节（箭头）

颞骨高分辨 CT 横断面图像，清晰显示两侧颞骨的细微结构

6. 什么是低剂量 CT 扫描？能干什么？

体检时，常常说肺部低剂量 CT 扫描，那么，什么是低剂量 CT 扫描呢？低剂量 CT 扫描就是指通过对机器扫描参数进行调整与优化，在基本保证图像质量的前提下，大大降低辐射剂量而施行的 CT 检查。主要应用在肺部检查，比如早期肺癌、慢性阻塞性肺疾病和早期肺纤维化等的筛查。体检时建议使用低剂量 CT 扫描；另外，对于婴幼儿和儿童等射线敏感人群，也建议采用低剂量 CT 检查。

7. 什么是双能 CT？有何应用？

双能 CT 顾名思义就是利用两种不同能量的 X 射线对人体进行 CT 成像的技术，能够提供比常规 CT 更多的影像信息。双能 CT 包括双源双能 CT 及单源双能 CT，两者均是采用高、低两种能量水平的 X 线进行成像，产生双能数据，实现数据空间能谱解析，同时提供物质密度图像、单能量图像，实现物质分离。

双能 CT 的主要临床应用包括：①单能量成像可以根据临床诊断的需要选择最佳的单能量图像，通过单能水平的调节可以得到噪声低、组织结构对比度好的图像，清晰显示解剖结构及病变细节，有助于提高小病灶检出率。②物质分离技术中碘图的应用能够定量分析组织内碘含量，进而分析组织血供状态，有助于肿瘤的鉴别诊断以及治疗后的疗效评估。另外还能对骨质疏松程度、结石成分进行分析，对痛风结节进行判定。③高 keV 单能量图像联合应用多种伪影去除系统（MARS）技术，可以减轻或者去除硬化及金属、高密度骨边缘、对比剂伪影，从而提高 CT 图像质量。

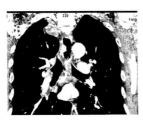 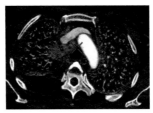 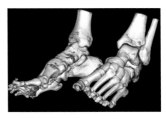

低 keV 单能量图像能够增加组织间对比度，清晰显示病灶与周围组织关系

碘图可定量分析肿瘤组织内碘含量

物质分离技术可以对尿酸含量进行测定，用于痛风结节的判定

8. CT检查对人体有危害吗？

CT 检查与 X 线检查一样，主要危害是电离辐射，一般情况下常规的医用放射线检查对人体的危害不大，但如果滥用 CT 检查（短期多次长时间照射或一次多期扫描如 CT 灌注成像等）将导致患者接受较大剂量的 X 线辐射，有可能导致人体染色体畸变，增加患癌风险。

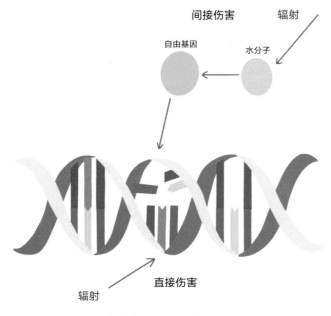

电离辐射损害正常 DNA

9. 什么病可以做 CT 检查呢?

除了毛发，CT 几乎可以应用于全身各部位疾病的检查。下面的表格详细列举了 CT 可应用的检查部位与疾病。

CT 检查的适用检查部位与疾病

检查部位	适用的疾病
脑部	外伤、肿瘤、先天性畸形、感染性疾病、脑积水、代谢性疾病、脑血管病和脱髓鞘疾病等
五官及颈部	眶内炎症、眼格氏病、眶内肿瘤、眼眶外伤及眶内异物；外耳、中耳、内耳先天性畸形、颞骨外伤、耳硬化症、中耳炎症、颈动脉球瘤；鼻窦炎、鼻窦囊肿及息肉，鼻窦及鼻咽部肿瘤、喉癌、涎腺肿瘤与炎症；颈部肿瘤、甲状腺肿瘤及甲状旁腺肿瘤等
胸部	肺炎、肺结核、肺部肿瘤、结节病、胸部外伤，肺血管病，肺囊肿，肺隔离症；纵隔肿瘤，大血管性病变，冠状动脉病变，心包病变，胸腔积液，胸膜肿瘤等
腹部与盆腔	肝、胆、脾、胰腺、肾、肾上腺、膀胱、子宫、卵巢、前列腺、精囊、胃肠道和胆道等器官的良恶性肿瘤，感染性疾病，外伤，先天性病变；肝硬化，胆道、泌尿系统结石，梗阻性黄疸的鉴别，胆总管囊肿等
骨骼与肌肉	骨脓肿、骨结核、骨折、肌骨系统肿瘤与外伤等

10. 刚做完平扫 CT，为什么又要静脉打针呢?

临床医生一般先让患者做不打药的平扫 CT，若怀疑有病变并且不能定性时，就需要做增强 CT，即所谓的"打针 CT"。增强 CT 通过在手背或肘窝静脉处穿刺打针注入对比剂，让对比剂随着血流进入各脏器组织和病灶内部，使病灶和正常组织之间形成密度差别，从而使病灶清晰"暴露"出来，并可显示病灶动态血流信息，达到更好发现和定性诊断疾病的目的。

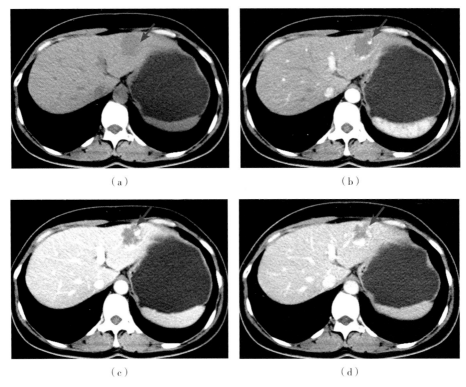

（a）　　　　　　　　　　（b）

（c）　　　　　　　　　　（d）

肝脏CT横断面平扫（a）、动脉期（b）、门脉期（c）和平衡期（d）的图像，清晰显示肝脏左叶海绵状血管瘤自周围向中心呈渐进性强化表现（箭头）

11. CT灌注成像用于哪些情况？

最初CT灌注成像主要用于脑组织，近年来开始用于心、肝、胰腺等器官。脑部CT灌注成像主要用于脑梗死的诊断，可在血管闭塞后迅速发现缺血区域，利用脑灌注对缺血的严重程度进行量化评分，可用于评价梗死区和可复性的缺血半暗带，给临床治疗和判断预后提供指导。另外还可用于评估脑肿瘤的血供情况，用于定性诊断及放化疗疗效观察、探查存活的肿瘤成分。心肌CT灌注成像主要用于心肌梗死的早期诊断，定性和定量分析冠状动脉不同病理改变对心肌微循环功能的影响，以及心肌活性的评价。

肝脏 CT 灌注成像可用于反映肝硬化时肝实质的血流动力学变化，评价血管活性药物及介入方法治疗门静脉高压时门静脉血流动力学的变化、肝脏肿瘤的血流灌注、肝移植术后血流量变化及移植器官的存活情况等。胰腺 CT 灌注成像主要用于判定胰腺的血供及鉴别胰腺肿瘤的性质。

由于 CT 灌注成像需多期扫描，辐射剂量较大，在紧急情况下（如急性脑梗死）可考虑使用。非紧急情况下不建议使用，可由磁共振灌注检查替代。

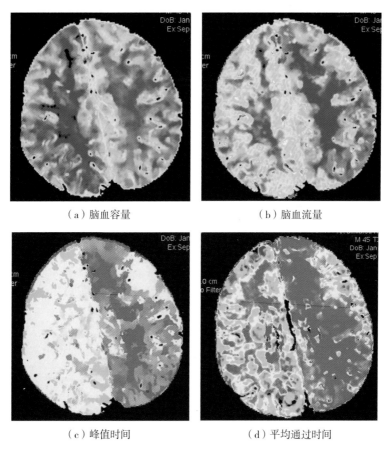

（a）脑血容量　　　　　　　　　　（b）脑血流量

（c）峰值时间　　　　　　　　　　（d）平均通过时间

脑 CT 灌注伪彩图，显示左侧额顶叶大片状灌注延迟区，峰值时间、平均通过时间明显延迟，血容量、血流量稍减低

12. CT 血管造影有何应用？

CT 血管造影是一种无创性血管造影技术，通过各种后处理技术可清楚显示血管主干和分支的形态，可以显示动脉斑块形成及管腔狭窄、闭塞程度，管腔有无栓塞及栓塞范围，侧支循环形成情况，有无血管畸形、动脉夹层等；可以清晰显示血管与其周围肿瘤的关系，发现肿瘤供血动脉及肿瘤组织对周围血管的侵犯情况；可以从不同角度观察动脉瘤的形态、大小、位置、瘤颈和血栓情况。

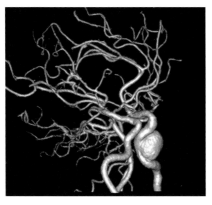 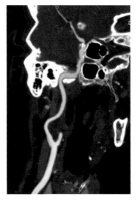

脑动脉 CT 血管造影显示颈内动脉瘤形态、大小、位置及载瘤动脉　　颈部动脉 CT 血管造影显示颈内动脉末段管壁钙化斑块及狭窄程度

13. 冠状动脉支架及心脏起搏器植入术后能做 CT 检查吗？

冠状动脉支架及心脏起搏器植入术后能做 CT 吗？很多患者会有这样的疑问，因为医生说放了非磁共振兼容的心脏起搏器就不能做磁共振成像检查，那做 CT 检查可以吗？起搏器术后禁止磁共振检查是因为磁共振检查时的射频磁场会干扰起搏器正常工作。而 CT 发射的是 X 射线，不会对起搏器形成干扰，所以放置心脏起搏器的患者是完全可以做 CT 检查的。另外，冠状动脉支架植入后做 CT 检查也是安全的。

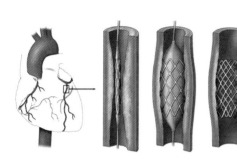

冠状动脉支架示意图

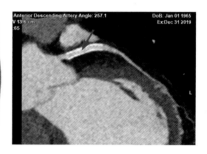

冠状动脉支架在 CT 图像上显示为线状高密度影（箭头）

14. 做 CT 检查前要做哪些准备？

多数患者做 CT 检查前不需要准备，但腹部检查、盆腔检查及 CT 增强检查时，需适当准备。

- 腹部扫描：腹部 CT 检查尽量安排在上午 10 点之前，检查当日不要吃早餐，不要喝水，扫描前是否饮水需依据病情而定，听从工作人员安排。

- 盆腔 CT 扫描：扫描前应饮水、适量憋尿，待膀胱适度充盈后再进行 CT 扫描。

- 增强扫描：上午检查不要吃早餐，下午检查不要吃午餐，以预防对比剂注入人体后可能产生的呕吐及误吸。增强前需扎针建立打药（静脉）通路。

所有 CT 检查的患者，检查前应取下检查部位的金属物品，以减少伪影。检查时需听从医务人员口令，积极配合。

15. 做完增强CT，为什么要等一会儿再走？

静脉注射对比剂进行 CT 增强检查后，少数患者可能会出现不良反应，如恶心、呕吐、红斑、各类皮疹等，而这些反应大部分在注射完对比剂 30 分钟内出现，所以做完增强 CT 后不要过早离开，至少在 CT 室观察 30 分钟，以便医护人员及时发现问题进行处理。此时，还需要保留静脉通道，以备使用。

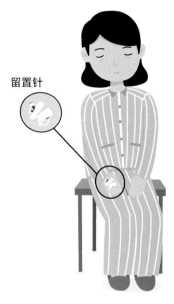

留置针

做完增强 CT 需保留静脉通道观察 30 分钟方可离开

16. 胃、小肠CT检查如何准备？

胃肠道 CT 检查前一周不做胃肠钡餐造影，不服含金属的药物，以减少胃肠道内存留物的伪影干扰。CT 检查前要求空腹，检查前 15 ～ 20 分钟口服温水 500 ～ 1 000 毫升，检查前即刻在检查床上再服 200 ～ 300 毫升，使胃及十二指肠壶腹部充盈，形成良好对比，有助于清晰显示胃肠道管壁情况，诊断胃肠道疾病。

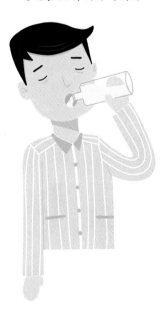

17. CT检查要保护哪些部位？

由于 CT 球管发射的 X 射线的有害性，CT

胃肠道 CT 检查前需常规口服低浓度碘水溶液或温开水充盈胃肠道

扫描过程中尽可能让陪伴人员在机房外等待，如特殊情况需要家属陪伴，患者及家属均要进行X线防护。重点防护甲状腺、晶状体，男性睾丸，女性卵巢和乳腺等敏感部位与器官。一般机房内都配有铅衣、铅帽、铅围裙、铅眼镜等防护用品供患者和陪伴者使用。

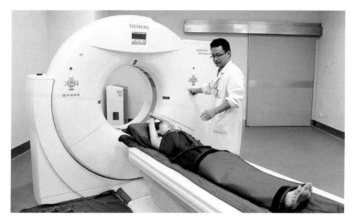

进行CT检查时穿戴防护用品

第三节　磁共振成像检查

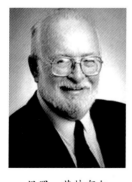 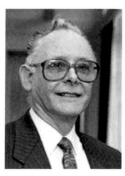 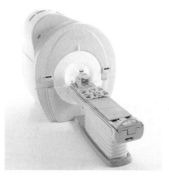

保罗·劳特布尔　　　　彼得·曼斯菲尔德　　　　磁共振成像检查设备

影像小贴士

MRI 是 Magnetic Resonance Imaging 三个英文单词首字母的缩写，中文全称为磁共振成像。

磁共振成像技术是 20 世纪 70 年代由美国的保罗·劳特布尔和英国的彼得·曼斯菲尔德发明并推广。1978 年，第一套磁共振系统诞生，二人因此获得了 2003 年的诺贝尔生理学或医学奖。

磁共振成像是一种安全、无创、无辐射，可多方位、多参数成像的影像学检查技术，能够实现高软组织分辨率、高清晰度成像，可行代谢成像、分子成像与功能成像。

1. 磁共振图像是如何形成的？

磁共振成像是通过对强磁场中的人体施加特定频率的无线电波（射频脉冲），使人体组织中的氢质子受到刺激，吸收无线电波的能量而产生磁共振现象，撤掉无线电波，发生磁共振现象的氢质子释放能量，用探测器检测并接收此信号和能量，输入计算机处理转换为图像的影像学成像技术。

2. 磁共振检查对人体有辐射危害吗？

早期科学家把磁共振现象称为"核磁共振现象"，后来为减轻公众对"核"的负面印象以及对核导弹与核辐射的恐惧，并避免与核医学相混淆，去掉了"核"，现在通称为磁共振现象，临床磁共振检查统称为磁共振成像（Magnetic Resonance Imaging，MRI），俗称磁共振（Magnetic Resonance，MR）。目前，还有人称呼为"核磁"或"核磁共振"都是不妥当的。

　　磁共振与"核素""核弹"及核辐射毫无关联，因此，MRI 检查是完全没有辐射的，不会引起染色体突变，不会增加致癌风险，是一种安全有效的影像检查方式。磁共振成像不但可用于常规患者检查，还可以安全地用于胎儿和孕妇的检查。由于对人体无害，已成为高端体检设备和检查项目。

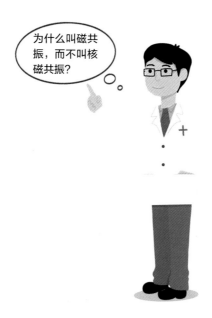

为什么叫磁共振，而不叫核磁共振？

3. 磁共振成像检查时噪声能降低吗？

　　进入磁共振成像检查候诊区，就会听到"嘀嘀咚咚"、长短不一的声音，这就是磁共振的噪声。磁共振在扫描过程中，会产生很强的噪声，有时会引起患者的恐慌和紧张。噪声主要与磁场梯度系统的切换有关，不可避免。即使目前最新临床应用的静音磁共振成像设备，也只能将噪声降到 55 分贝左右。检查前医务人员会提醒患者扫描时的噪声，使患者有心理准备，并给患者配戴耳罩或耳塞降低噪声。

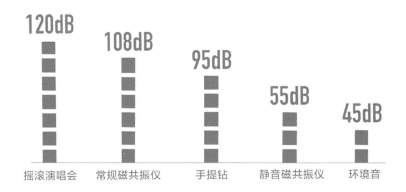

120dB 摇滚演唱会
108dB 常规磁共振仪
95dB 手提钻
55dB 静音磁共振仪
45dB 环境音

4. 磁共振成像与 CT 有何区别？

磁共振成像与 CT 是目前诊断疾病的两大检查手段，各有优缺点，需择优使用。

磁共振成像与 CT 的优缺点

MRI	CT
多参数成像、多序列成像和功能分子成像，图像信号复杂，理解与掌握较为困难	密度成像，图像容易理解
软组织分辨率高，骨皮质、钙化和肺显示差	软组织分辨率低，骨皮质、钙化和肺显示好
钆剂增强，过敏反应少，肾毒性小，更为安全	碘剂增强，过敏风险大
磁场成像，对人体安全无害	属 X 线类检查，对人体有害
血管成像可不用对比剂	血管成像需要注射对比剂
检查时间长，价格相对贵	检查速度快，价格相对便宜

5. 磁共振成像的常用序列有哪些？

磁共振成像序列是一定带宽、一定幅度的射频脉冲、梯度脉冲与信号采集等时序上的组合。不同的序列图像各有特点，应用范围亦不相同。这是 MRI 不同于其他影像检查的优点与特点。

磁共振成像常用序列及其特点

MRI 常用序列	序列特点
自旋回波（SE）序列	图像质量高，用途广，但扫描时间较长
梯度回波（GRE）序列	扫描速度快，成像时间短，信噪比较低
反转恢复（IR）序列	对比效果好，信噪比高，但扫描时间较长
平面回波（EPI）序列	扫描时间极短，最大限度去除运动伪影

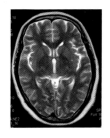 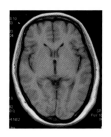 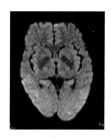 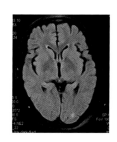

脑部横断面 SE
序列 T2WI

脑部横断面 SE
序列 T1WI

脑部横断面 EPI
序列 DWI

脑部横断面 SE
序列 T2 FLAIR

6. 磁共振成像的新技术有哪些?

随着磁共振成像软硬件的发展，磁共振成像新技术、新序列不断涌现，相关功能愈益强大，能更好地解决临床问题和磁共振诊断的精准性，磁共振成像常用新序列与新技术如下。

磁共振成像新序列、新技术及其应用

MRI 新序列与新技术	用 途
灌注加权成像（PWI）	早期发现心脑缺血、评价脑肿瘤的不同类型及其鉴别诊断
磁敏感加权成像（SWI）	对微出血、静脉血和矿物质非常敏感，有助于显示组织微小出血、脑静脉、矿物质沉积和钙化

续表

MRI 新序列与新技术	用 途
血管成像（MRA、MRV）	无创，可不打药，直接观察动脉与静脉血管狭窄、动脉瘤、动静脉畸形等
水成像序列	对体内含水管道系统成像，如胆道系统、泌尿系统、椎管、内耳迷路等，并可重建后立体直观地观察
弥散张量成像（DTI）	3D 方式显示神经纤维束的走行方向，无创评价白质纤维束的联系及病变。用于诊断脑白质病变、缺血性脑病、癫痫、精神病、脑肿瘤等
磁共振波谱（MRS）	能够进行活体组织内化学物质无创性检测。适用于脑肿瘤的诊断与治疗后随访，脑代谢性疾病、脑缺血疾病及前列腺肿瘤的诊断和鉴别诊断等

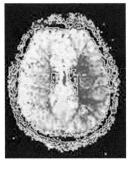

灌注加权成像（PWI）中的平均通过时间（MTT）图，左侧缺血脑组织显示为红色

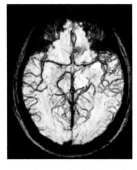

磁敏感加权成像（SWI），清晰显示脑内自然走行的小静脉（黑色线条）

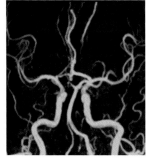

动脉血管成像（MRA），显示脑动脉呈自然走行的白色线条状影

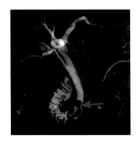

MRCP 图像，显示胆总管呈白色带状影，胆总管下段结石呈黑色（箭头）

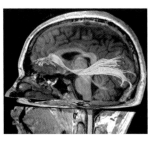

弥散张量成像（DTI），彩色线条显示脑内的白质纤维束

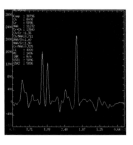

磁共振波谱（MRS），以谱线的形式检测脑内代谢物的含量

7. 医生为什么常常让做头颅和脊柱磁共振成像检查？

脑和脊髓同属于中枢神经系统，它们深藏在骨骼包绕的颅腔和椎管内，非常依赖于影像检查来发现疾病。磁共振成像具有较高的软组织分辨力，能清晰显示中枢神经系统的细微结构和微小病变，诊断中枢神经系统疾病总体而言优于CT。脑动脉血管成像（MRA）在无创、无须注射对比剂的情况下就能够显示脑血管主干及较大分支，对于脑血管疾病的筛查和诊断十分有用。因此，脑与脊髓是磁共振成像检查的优势部位，临床医生怀疑脑与脊髓疾病总是让做磁共振成像检查，也就不足为怪了。

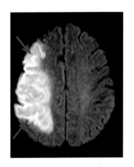 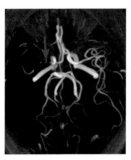 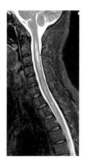 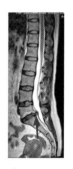

| 磁共振横断面 DWI 图像，显示右侧大脑半球高信号区域为急性脑梗死（箭头） | 脑 MRA 显示右侧大脑中动脉完全闭塞（箭头） | 颈椎矢状面 T2WI，脊髓炎显示灰色带状的脊髓内有梭形高信号（箭头） | 腰椎矢状面T2WI，显示腰 5/骶 1 椎间盘突出压迫硬膜囊（箭头） |

8. 垂体为什么总是选用磁共振成像检查？

垂体很小，功能却很多，是身体内最复杂的内分泌腺。如出现个子长不高、异常泌乳等症状，需要排除垂体是否出了问题。

磁共振成像扫描无颅底骨质的伪影干扰，并且能够多方位、多序列薄层扫描，可清晰显示垂体各部分结构及周围的神经与血管，并可通过注射对比剂进行动态增强扫描来提高微小病灶的检出率。在垂体小病变检查方面，磁共振成像明显优于 CT，因此，临床怀疑垂体病变，常选用磁共振成像检查。

9. 乳腺适合磁共振成像检查吗？

长期以来，在乳腺癌的影像诊断上，乳腺 X 线摄影（钼靶）和超声检查发挥了重要作用，被视为"黄金组合"。而近年来，随着磁共振成像技术的不断发展成熟，在乳腺癌诊断中的价值日益突显。乳腺磁共振成像检查的优势主要表现为：①敏感度高，磁共振成像是目前公认的对浸润性乳腺癌敏感性最高的一种影像学检查方法；②特异度高，磁共振成像对乳腺癌诊断的特异度高于传统的 X 线摄影及超声检查；③多平面成像及重建，乳腺磁共振成像可进行多平面扫描或重建，可以更好地显示病灶的大小、形态、位置及浸润范围，为外科手术提供有价值的信息；④磁共振成像检查不需要压迫乳房，只需俯卧位，双侧乳房自然悬垂于乳腺线圈中央即可。鉴于上述优点与特点，磁共振成像已成为乳腺疾病最敏感、最准确的检查方法。

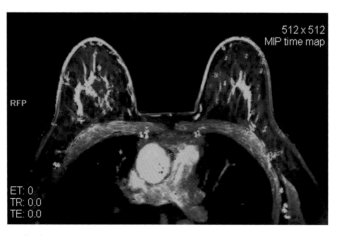

乳腺横断面磁共振增强 MIP 图像，右侧乳腺红色区域为乳腺癌

10. 肺与纵隔适合磁共振成像检查吗?

由于肺内主要为气体,不产生信号,磁共振成像对于肺内病变的细节显示不如 CT,因此,肺部疾病检查应首选 CT。但磁共振成像适用于纵隔、肺门病变检查,以及胸部大血管病变的诊断,也适用于肺肿块病变的检查。由于磁共振成像对人体无害,可用于肺癌的筛查及体检。

11. 听说磁共振成像对心脏检查效果好,是这样吗?

心脏磁共振成像检查是一种先进的影像检查手段,可用于心肌结构、功能和心肌活性的全面评估。因此,磁共振成像检查适用于先天性心脏病、心肌病、冠心病、瓣膜病及心脏肿瘤等疾病的诊断。磁共振成像是目前心脏功能与结构测量的金标准,因此,要积极开展心脏磁共振成像检查。随着磁共振成像技术的发展,特别是压缩感知技术的应用,心脏的磁共振成像检查时间已大大缩短,更适用于心脏检查。

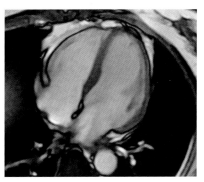 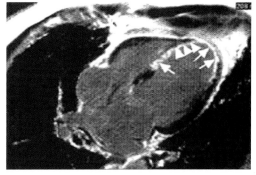

正常心脏磁共振电影二腔心图像,心室壁呈中等信号,心腔呈高信号

心脏磁共振增强二腔心图像,可见室间隔及左室心尖区心肌梗死(箭头)

12. 肝胆系统能用磁共振检查吗?

常言说"肝胆相照",人体内肝脏和胆系密不可分。肝脏内有胆管走行,外部有胆囊和胆道系统。磁共振成像不仅能区分肝脏结构、血管、胆管的走行,还能判断病灶性质,如肝硬化结节、肝癌等。对于胆系的肿瘤、炎症、结石,磁共振胆道水成像检查可有效判断,目前基本上可取代胆系 X 线造影。肝脏和胆系是磁共振成像检查的重要部位,特别是对小病变的检出优于 CT。

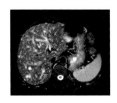 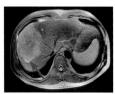 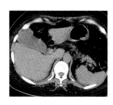 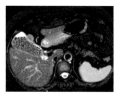

上腹部横断面 T2WI,可见肝脏内多个点状高信号肝囊肿

上腹部横断面 T2WI,肝右叶大片高信号病变为肝癌(箭头)

上腹部横断面 CT,胆囊区未见明显异常

同一病例,上腹部横断面磁共振 T2WI,显示胆囊内部多个密实的"石榴籽"样结石

13. 临床医生为什么经常开盆腔磁共振成像检查申请单?

由于磁共振成像检查具有极高的软组织分辨力,是目前女性子宫与卵巢、男性前列腺最好、最清楚的检查手段,由于价格原因,尚不能作为首选检查。首选检查常常为超声。推荐这些部位的肿瘤性病变首选磁共振成像检查,这是因为磁共振成像对女性子宫与卵巢、男性前列腺肿瘤性病变的检出和恶性肿瘤的分期独具优势,为临床医生制订最佳治疗方案提供重要参考。因此,临床医生经常开盆腔磁共振成像检查就不足为奇了。

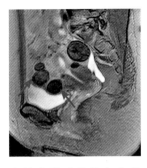 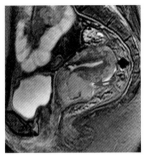 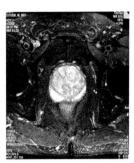

女性盆腔磁共振矢状面 T2WI，显示多个圆形、类圆形低信号病灶为子宫肌瘤（箭头）

女性盆腔磁共振矢状面 T2WI，子宫颈增大，可见较高信号的宫颈癌（箭头）

男性盆腔磁共振横断面 T2WI，混杂高信号器官为前列腺增生

14. 胎儿和孕妇能否做磁共振成像检查？

由于磁共振成像检查对人体无害，适用于孕妇与胎儿检查。磁共振成像常在超声不能明确诊断时使用，是超声检查的有益补充。胎儿检查常在孕 24 周后进行，孕 12 周内的孕妇及胎儿不推荐磁共振成像检查。早孕期妇女慎用磁共振成像检查，须与临床医生沟通，综合考虑检查的必要性。孕妇和胎儿磁共振成像检查前应签订知情同意书。

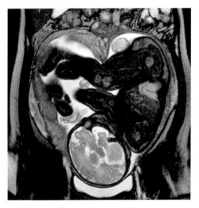

正常胎儿和孕妇中下腹部磁共振冠状面 T2WI

15. 对于肌肉、关节与骨骼的检查，临床医生为什么经常开磁共振成像检查？

磁共振成像能够清楚显示肌腱、韧带、半月板、软骨、肌肉、滑膜的正常解剖结构与病变，且能对韧带、半月板损伤程度进行分级，还可显示关节腔积液、骨髓腔情况。磁共振成像检查对于骨肿瘤周围侵犯情况的显示明显优于 X 线及 CT 检查，对骨质坏死更可"明察秋毫"。此外，对微小骨折的显示也优于 X 线与 CT。磁共振成像是目前诊断关节软骨病变的最佳检查手段。因此，对于骨骼、肌肉与关节的检查，临床医生经常开磁共振成像检查也就不大惊小怪了。

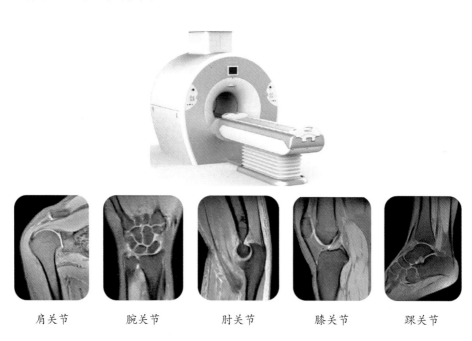

肩关节　　　　腕关节　　　　肘关节　　　　膝关节　　　　踝关节

16. 磁共振成像检查为什么要取掉体表与体外金属物？

磁共振成像设备像一个巨大的"磁铁"，体表与衣物内的铁磁性金属物，如手表、手机、硬币、磁卡、钥匙、眼镜、项链、义齿、义眼、皮带、发夹、助听器、带有金属丝的内衣等，可因强磁场下铁磁性金属物的投射作用导致机器故障和人员伤害；另外，金属物可能导致成像局部伪影影响诊断。因此，体表与衣物内的金属物品必须取下放置在磁体间外指定位置，方可进行磁共振成像检查。大的金属物如患者推车、检查床、拐杖和抢救设备等进入磁体间，可能会造成严重的人身伤害甚至死亡，也可能引起磁共振设备故障，应对此特别重视，切勿入内。

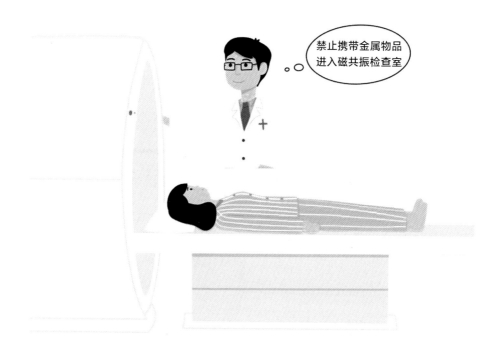

禁止携带金属物品进入磁共振检查室

17. 体内有金属物能做磁共振成像检查吗？

随着医学与材料学的进步，体内植入物越来越多，体内植入物不像体表与衣物内的金属物可随时取出，因此，体内植入物的磁共振成像检查问题一直困扰着广大患者与医务人员。

由于目前所使用的植入物材料多为合金，含铁成分很少，不会造成植入物移位与局部结构明显变形，因此，绝大多数体内有金属植入物的患者进行磁共振成像检查是安全的。不过，有以下几点要特别提醒广大患者：①对金属植入物所在部位的磁共振成像检查尽量不做，因为植入物伪影可能影响诊断；若必须要做该部位的磁共振成像检查，需改用减少金属伪影的磁共振序列。②体内有电子植入物的患者如心脏起搏器、电子耳蜗等，尽量不做磁共振成像检查。若为磁共振兼容性心脏起搏器则可进行磁共振检查。带有胰岛素泵的患者在进入 MRI 检查室时应移除胰岛素泵，因为强磁场可能会破坏胰岛素泵功能。

18．体内带有心脏起搏器等电子装置能做磁共振成像检查吗？

日常工作中，不论是患者还是医务工作者都经常会遇到这一问题。由于磁共振射频脉冲的作用，可导致心脏起搏器等电子植入物局部温度升高，可能损伤局部组织。另外，由于射频脉冲可导致电子装置功能失灵，所以，体内带有电子装置（心脏起搏器、电子耳蜗等）的患者，不建议做磁共振成像检查，特别是带有非磁共振兼容性心脏起搏器的患者禁止做磁共振成像检查。但体内带有磁共振兼容性心脏起搏器的患者可以安全地进行磁共振成像检查。

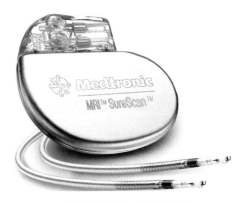

磁共振兼容的心脏起搏器

19．幽闭恐惧症能做磁共振成像检查吗？

幽闭恐惧症是指进入封闭狭小的空间而出现恐惧心理的一种焦虑状态，可发生在电梯间、车厢、飞机等地方。高场磁共振设备检查通道（孔洞）像一个狭长的圆柱体，幽闭恐惧症患者进入后会出现强烈的恐惧，从而想极力中断检查。

如何规避幽闭恐惧症，完成磁共振成像检查呢？可尝试以下方法：①让幽闭恐惧症患者提前进入机房熟悉周围环境，提前与医护人员面对面交流，缓解心理压力；②检查中让患者戴上眼罩或让病人家属触摸病人非检查部位并与家属对话；③采用脚先进而不是头先进检查方式，或改用开放式磁共振设备检查；④必要时可在麻醉下进行检查。

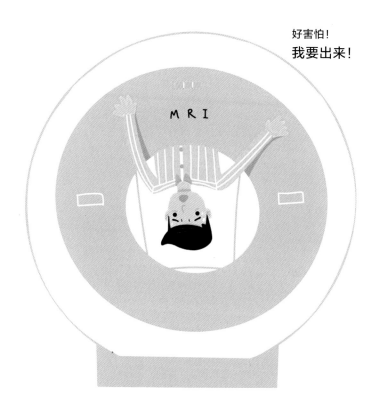

20. 永久性化妆或文身人群适合磁共振成像检查吗？

化妆品内成分不同，对磁共振成像的影响也不同。含有铁磁性微粒的化妆品能引起邻近组织的局部磁场不均匀，导致伪影，影响磁共振诊断。磁共振成像检查过程中，如果成像区域覆盖了大面积或深色的文身（包括文眼线），可能造成局部皮肤的灼伤等多种不良反应。

对有文身或永久性化妆患者进行磁共振成像检查的建议：①磁共振成像检查前询问患者是否有文身或眼线、唇线或眉线等永久性化妆；②告知患者在进行磁共振成像检查时，文身或永久性化妆部位可能会有轻度不适甚至灼伤；③磁共振成像检查时，若文身或永久性化妆部位出现任何不适，均应及时通知工作人员；④磁共振成像检查过程中，工作人员应随时与患者交流，以确保患者安全；⑤磁共振成像检查前，可预防性地使用湿毛巾冷敷以消除局部不适；⑥文身常不影响深部器官的磁共振成像检查。

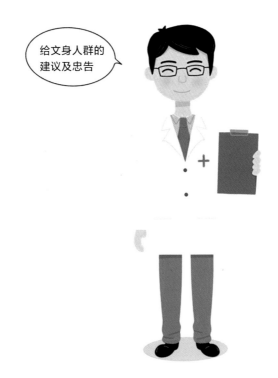

给文身人群的
建议及忠告

21. 不能配合的患者能做磁共振成像检查吗？

磁共振成像检查时间通常较长，要求患者在检查过程中必须配合，保持静止状态。但许多患者由于自身或病情原因无法配合，会导致图像模糊。为解决此问题，需要与患者充分沟通，尽量争取患者配合，或根据病情需要，注射镇静剂、止痛药来减轻患者症状，必要时患者可在麻醉下进行磁共振成像检查。危重患者需在各种磁共振兼容监护设备和治疗设备下进行磁共振成像检查。

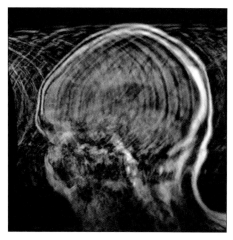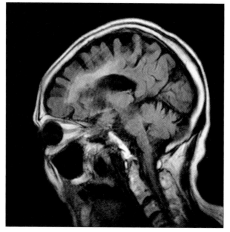

不配合患者的脑部磁共振矢状面图像，运动伪影严重，脑部图像模糊

患者平静、配合状态下的脑部磁共振矢状面图像，清晰显示脑部解剖结构

22. 发热时能做磁共振成像检查吗？

磁共振成像检查过程中，由于无线电波射频脉冲的作用，可使检查患者局部温度升高，特别是进行超高场磁共振成像检查时，但一般不超过 1℃。因此，建议发热患者最好将体温降至正常后再行磁共振成像检查。需要强调的是，体温在 38℃ 以下均可安全地进行磁共振成像检查。

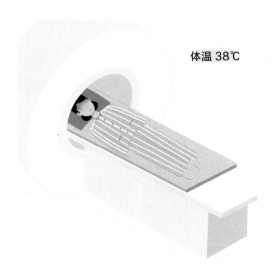

体温 38℃

23. 婴幼儿进行磁共振成像检查时应注意什么？

婴幼儿无法像成人一样配合呼吸和保持安静，检查前常需要给患儿适当镇静剂。检查前 4~6 小时减少睡眠，更有利于使用镇静剂后的入睡和熟睡。检查时应对婴幼儿，特别是新生儿注意保暖。对婴幼儿的磁共振成像

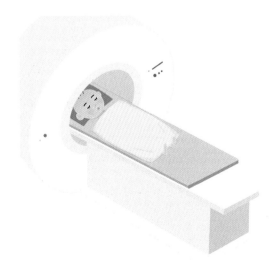

检查应使用合适的快速扫描序列，扫描时间尽量在短时间内完成，图像能满足诊断即可。目前，在自由呼吸下进行胸腹部磁共振扫描技术的出现，使婴幼儿检查成功率大大提高。此外，适用于新生儿保暖、运送的磁共振兼容的专用装置也已经出现。

24. 胸腹部磁共振成像检查时需要憋气吗？

磁共振成像检查对于相对静止的部位如头部，保持局部制动即可获得满意的图像，但对于腹部、胸部这样时刻处于运动的部位，部分序列需要屏气扫描或呼吸门控扫描才可完成，此时需要患者呼吸配合和憋气。胸腹部检查前，医务人员会对患者进行呼吸训练，直到患者能够按照医生口令进行憋气后，才能进行磁共振成像检查。随着快速磁共振扫描技术的应用，胸腹部磁共振检查目前已可在自由呼吸下进行。

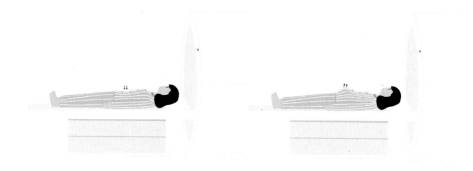

25. 胃部磁共振成像检查如何准备？

胃是一个不断蠕动着的空腔脏器，要在磁共振成像检查过程中清楚显示胃的解剖结构和胃周情况，患者必须满足空腹、胃蠕动减弱和胃腔适度充盈扩张这些条件。因此，胃部的磁共振检查前准备应包括：空腹6~8小时、应用松弛胃肠道的药物（654-2或胰高血糖素）和口服胃腔对比剂。磁共振成像检查已成为胃部疾病的重要检查手段。

26. 小肠磁共振成像检查如何准备？

小肠磁共振成像检查需要提前预约，并于检查前一天在临床医生的指导下做好清肠准备。患者于检查前一天需低渣饮食，避免服用豆制品，检查前禁食禁水 6~8 小时（一般为检查前一天晚餐后禁食）并口服缓泻剂清洁肠道。检查当天于扫描前饮水充盈肠道，建议携带个人水杯。一般而言，患者需扫描前 1 小时内口服 2 000~2 500 毫升的 2.5% 等渗甘露醇充盈肠道，分 5 次，间隔 15 分钟服完。扫描前 10~15 分钟需肌注山莨菪碱 10~20 mg 以抑制胃肠蠕动。检查前注意排尿，排空膀胱。扫描中，要听从呼吸配合指令，间断屏气配合扫描。磁共振已成为诊断小肠疾病的优选检查。

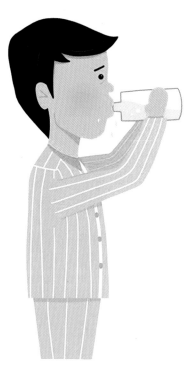

小肠磁共振成像检查前需常规口服等渗甘露醇充盈肠道

27. 结直肠磁共振成像检查如何准备？

结直肠磁共振检查前一天需少渣饮食。为清晰显示肠壁结构，检查当日需在病房完成灌肠或提前服用泻药，将肠道内容物排泄干净，若为门诊患者需遵照医嘱做肠道清洁的准备。为了最大限度减少肠蠕动所导致的运动伪影，可于检查前 15 分钟肌内注射盐酸山莨菪碱 10 mg。

28. 盆腔磁共振成像检查如何准备?

盆腔磁共振成像检查主要包括对子宫与卵巢、前列腺、膀胱的扫描。

(1)前列腺检查前需排气排便,以免肠道内气体产生图像伪影,影响诊断。经常便秘、排便困难的患者,可提前服用泻药清洁肠道。检查前无须过度憋尿,但也不能排空尿液,保持膀胱适度充盈即可。

(2)女性盆腔检查前除做好排气排便的准备外,还需注意提前将宫内节育器摘除且在停止出血后再接受检查。检查前无须过度憋尿,保持膀胱适度充盈即可。对于有阴道填塞物的女性患者注意提前取出填塞物,以免影响图像质量。

(3)膀胱检查前需提前喝水使膀胱充盈,以便充分显示病变,但因检查时间较长,注意不要过分憋尿而无法坚持完成检查。

29. 心脏磁共振成像检查应注意什么?

(1)检查前必须去除一切金属物品,体内带有非磁共振兼容的心脏起搏器者不能进行磁共振成像检查。

(2)检查前需遵医嘱服药,避免检查过程中出现低血压、低血糖、憋尿、呼吸困难等意外情况,注意携带既往心脏超声、心电图、心脏 ECT、心血管造影或 CT 冠脉成像等相关资料,以便留档登记。

(3)心脏磁共振成像检查时间较长,大约 30~40 分钟,检查中切勿移动身体,并需配合呼吸,患者可于检查前进行相关呼吸训练。

(4)心脏磁共振成像检查需要注射对比剂,检查后注意不要过早离开,为预防迟发性变态反应,需要保留静脉通道观察 30 分钟以上方可离开。

第四节 数字减影血管造影检查与介入治疗

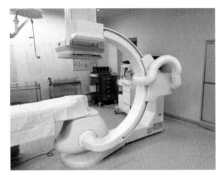 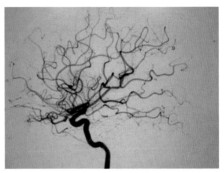

数字减影血管造影设备　　　　　　颈内动脉数字减影血管造影侧位图

影像小贴士

　　数字减影血管造影的缩写为 DSA，是 Digital Subtraction Angiography 三个英文单词首字母的缩写。

　　DSA 是以 X 线透视为基础的医学影像检查技术，可得到清晰的动态血管影像，是进行血管性介入诊疗的首选诊断与引导方法。

　　介入治疗是一种有效的微创治疗技术，包括血管性介入和非血管性介入治疗技术。

1. DSA是如何发现病变的？

DSA 是在传统 X 线透视的基础上，运用计算机技术，获取人体同一部位2帧不同的数字影像，进行相减处理，除去相同部分（骨骼、软组织等）而得到清晰、动态的对比剂充盈的血管影像，可准确地发现血管病变，是目前诊断血管性疾病的金标准，也是经血管引导下进行介入治疗的最主要的引导治疗手段。

目前，可以利用DSA检查所获得的数据，在计算机上算出CT图像，使DSA如虎添翼，不仅能很好地诊断血管性病变、经血管引导下治疗疾病，还可以及时获得CT图像，快速观察治疗效果，并可获得血管外的组织结构信息。

2. DSA引导下介入治疗和传统外科手术治疗有什么区别？

传统外科的主要治疗手段是手术切除和组织修补，其主要操作是在医生直视下进行。DSA操作是医生在DSA影像设备引导下，将很细的导管、导丝等器械引入人体的某一部位，进行疾病的诊断和局部治疗，解决了不少过去非手术方法不能解决或手术亦难解决的医学难题。DSA引导下介入治疗创伤相对小，花费低，对某些疾病的治疗效果更好。

3. 目前常用的介入诊疗技术有哪些？

介入治疗技术目前可分为血管性诊疗技术和非血管性诊疗技术。

（1）血管性诊疗技术：指在局部麻醉下，穿刺针经皮肤直接穿刺血管，向血管内引入介入器械所完成的诊断与治疗。包括血管造影术、血管内药物灌注术、血管栓塞术、血管扩张成形术与支架植入术、血管内异物取出术等。大家熟悉的治疗心绞痛和急性心肌梗死的冠状动脉造影、溶栓和支架植入就是典型的血管性介入治疗技术。

（2）非血管性诊疗技术：指在局部麻醉下，穿刺针经皮肤直接穿刺病变器官，向靶器官引入介入器械所完成的诊断与治疗。包括生理腔道造影术、经皮穿刺活检术与抽吸硬化术、经皮穿刺消融术、生理腔道扩张术与支架植入术等。如肝癌、肺癌等肿瘤的经皮穿刺活检、射频消融、氩氦刀、放射性粒子植入等就是典型的非血管性介入治疗技术。

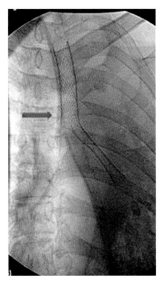

DSA 引导下气管支架植入术，红色箭头所指为气道支架

4. 进行DSA诊疗技术操作的常用器械有哪些？

为了施行 DSA 引导下的诊断与治疗，常需多种器械配合，才能更好地完成任务。常用的器械包括：①穿刺针：类似于"手术刀"，用于经皮穿刺过程；②导丝：介入操作的"生命线"，术中起到引导作用；③导管：壁薄、腔大的管状物，术中可灌注药物，输送栓塞剂、支架等；④导管鞘：在手术中需要交换使用不同的导管，经鞘的内腔可插入球囊扩张导管、支架输入及取出系统、活检钳等，术中还可通过侧壁通道灌注肝素盐水防止血栓形成，防止反复插管引起血管壁损伤。

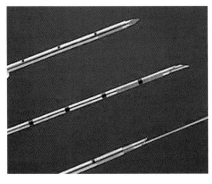

穿刺针

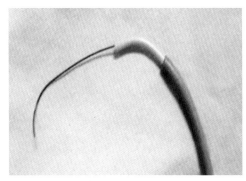

导丝导管

5. 如何选择不同的介入技术诊治疾病?

介入治疗于 20 世纪 80 年代开始广泛应用于临床,主要用于全身血管性疾病、肿瘤、腔道阻塞的诊断与治疗。其创伤小、操作便捷、术后患者恢复快,目前在临床上得到了广泛的应用。常用的介入诊疗技术及其适用的疾病如下表。

常用的介入诊疗技术及其适用范围

诊疗技术	适用范围
经皮穿刺活检术	体内一些实质性脏器病变,如肺、乳腺、胸壁、肺门、纵隔、肝、肾、胰腺、腹膜后及盆腔的结节、实性肿块,怀疑恶变的淋巴结及骨骼系统病变等
经皮穿刺引流术	体腔内大量有害液体堆积,如心包积液、腹腔积液、胸腔积液等 体内正常生理性腔道阻塞,如胆道、泌尿道阻塞后大量液体堆积等 体内实质脏器的积液或积脓,如肝囊肿、肾囊肿及肝脓肿等
经导管血管栓塞术	出血疾病止血治疗:如门静脉高压引起的食管胃底静脉曲张破裂出血、消化道出血、外伤性肝脾破裂出血、严重鼻出血、产后大出血等 异常的血流动力学的纠正和恢复治疗:如脑、肝、脊髓、四肢等部位的动静脉畸形,全身各部位的动静脉瘘 良恶性肿瘤的化疗性栓塞:如肝癌、肾癌、肾上腺癌、骨肿瘤、症状性子宫肌瘤、肝海绵状血管瘤等
经导管药物灌注术	恶性肿瘤的药物灌注化疗:如晚期不能手术的恶性肿瘤、肿瘤切除前的局部化疗、有手术禁忌证的恶性肿瘤等 动脉内血栓形成的药物灌注治疗:如脑动脉、冠状动脉、肺动脉、肾动脉、肠系膜上动脉、下肢动脉血栓形成等 缺血性病变的药物灌注治疗:如糖尿病引起的肢体缺血病变、急性非闭塞性肠系膜血管缺血等

续表

诊疗技术	适用范围
血管球囊扩张成形术	动脉粥样硬化、大动脉炎、血管发育畸形等引起的血管狭窄与闭塞；血管搭桥术后或血管移植后引起的吻合口狭窄；血液透析分流道狭窄；布加综合征引起的血管狭窄、闭塞等
血管支架扩张成形术	冠状动脉狭窄、颈动脉狭窄、肾动脉开口处狭窄等
非血管球囊扩张成形术	食管–胃吻合口瘢痕性狭窄、胆道良恶性狭窄、贲门失弛缓症等
非血管支架扩张成形术	食管气管瘘、食管瘢痕性狭窄、支气管胸膜瘘等
放射性粒子植入	原发性肝癌、胰腺癌、胆管癌、非小细胞肺癌、腹膜后肉瘤、宫颈癌、卵巢癌等

6. 听说介入治疗创伤小，肝、心、肾衰竭时能做吗？

虽然介入操作创伤小、效果明显，已用于全身多系统疾病的诊疗，但严重肝、心、肾衰竭的患者不能贸然进行操作。这是因为肝、心、肾衰竭的患者预后情况较差，此时进行任何操作都有可能加重疾病，对大部分患者应优先处理原发病，待病情稳定后再考虑介入操作。

7. 对碘过敏的患者还能进行DSA操作吗？

碘剂是进行 DSA 操作的重要对比剂。在术中通过引入碘对比剂，才可清晰地显示血管或腔道的形态、病变特征。对碘过敏的患者，除特殊情况，不建议行 DSA 下血管内介入手术。因此，在介入治疗前，医生必须充分了解患者有无碘剂过敏史。需进行 DSA 下介入治疗而对碘剂过敏者，可换用做磁共振增强扫描用的钆对比剂。

8. 颈部动脉血管堵了，介入手术有办法治疗吗？

DSA 下颈动脉球囊扩张术或支架植入术是治疗颈动脉狭窄的有效方法，其创伤小、恢复快、治疗效果明确。对于颈动脉重度狭窄或闭塞的患者，除了药物治疗、颈动脉内膜剥脱外科手术治疗外，可通过这些介入手段治疗。通过将球囊导管送入血管狭窄段，利用高压充盈的球囊扩张狭窄段，使局部狭窄的血管恢复血流。需要时可向血管狭窄段送入金属支架，通过支架的膨胀力支撑血管壁，维持血管通畅，恢复脑部血供。同时对于脑血管破裂或梗死，也可通过 DSA 微创技术进行栓塞或取栓、溶栓治疗。

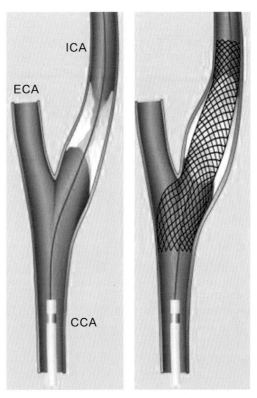

颈动脉支架植入术示意图

CCA：颈总动脉；ECA：颈外动脉；ICA：颈内动脉

9. 下肢深静脉血栓引起的腿肿能进行介入治疗吗?

下肢深静脉血栓是指血流长期瘀滞等原因形成的深静脉内血栓。主要临床表现为下肢肿胀、疼痛、功能障碍。急性期血栓脱落可引起肺动脉栓塞,严重者可危及生命。因此,一旦经超声、CT 或磁共振血管成像明确诊断后,应尽快进行 DSA 下介入治疗,在下腔静脉内置入滤器,以过滤血栓,预防致死性肺栓塞。对于经 CT 血管成像或增强检查证实的部分肺动脉栓塞患者可行紧急性 DSA 下介入治疗,即经皮穿刺将导管引入肺动脉内,对肺动脉内血栓进行药物溶解、机械打碎、经导管抽吸血栓等多种方法,直接清除血栓,恢复肺动脉血流。相对于外科取栓,具有创伤小、恢复快的优势。

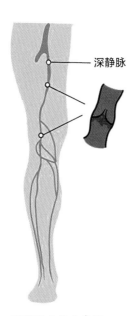

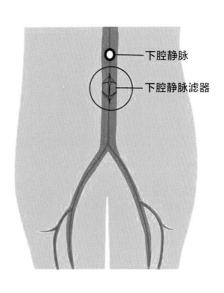

深静脉血栓示意图　　　　　　　　　下腔静脉滤器过滤血栓示意图

10. DSA引导下如何治疗房间隔缺损呢?

心脏房间隔缺损是房间隔先天性的吸收、融合发生异常,导致房间隔出现未闭的缺损,就像是两个心房之间的一道实墙(房间隔)出现了"漏洞"。在超声检查或磁共振成像诊断为房间隔缺损后,对于部分房间隔缺损可通过经皮穿刺引入导管,将封堵器送入缺损处进行封堵,恢复房间隔的完整性,以阻断血液从左心房向右心房的分流。对于伴有冠心病者,也可以通过 DSA 微创技术植入冠状动脉支架。

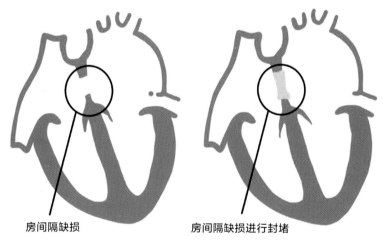

房间隔缺损　　　　　房间隔缺损进行封堵

房间隔缺损封堵示意图

11. 神奇的介入技术如何对付肿瘤呢?

影像(包括DSA)引导下的介入治疗是肿瘤综合性治疗中的一个重要环节和方法。介入治疗手段中的化疗栓塞、放射性粒子植入和微波、冷冻、射频、高功率聚焦超声消融等技术,通过阻断肿瘤血供、破坏肿瘤细胞等多种方法,"饿死""烧死""冻死"肿瘤细胞,使不少中晚期癌症患者生存期有明显延长，生活质量有明显提高。如肿瘤的化疗栓塞术，是在影像设备监视下，将导管送入肿瘤的供血血管内，将抗癌药物与栓塞物质注入肿瘤新生血管内。高浓度抗癌药物直接作用于局部病灶，同时栓塞物质阻断了肿瘤供血血管，肿瘤在"毒害"和"饥饿"联合打击下而被消灭。

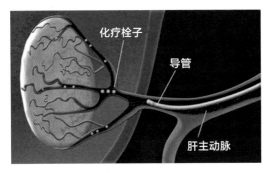
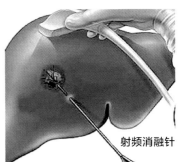

肝癌化疗栓塞示意图　　　　　　　　肝癌射频消融示意图

12. 输卵管不通引起的不孕能进行介入治疗吗？

选择性输卵管造影是诊断输卵管阻塞的重要技术。若已确诊输卵管不通，对于输卵管近端阻塞的患者，可考虑行输卵管再通治疗，即将头发丝

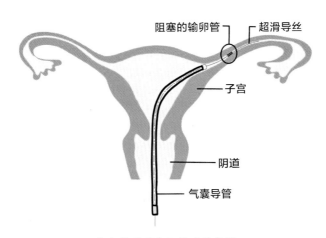

输卵管再通介入治疗示意图

粗细的柔软导丝，小心通过输卵管阻塞段，再通过反复抽拉，机械性使输卵管再通。介入操作简单方便，诊断准确，治疗效果佳，是输卵管近端阻塞较好的治疗方法。选择性输卵管造影本身对输卵管不通就有一定的治疗作用。

13. 老年人椎体压缩性骨折如何进行介入治疗？

老年人由于骨质疏松，在轻微外伤下就可发生椎体压缩性骨折，临床上可表现为顽固性腰背疼痛。可在 DSA 设备监视下，经骨穿刺针将填充材料注入压缩的椎体内，可有效恢复椎体高度，缓解疼痛，预防椎体进一步压缩塌陷。该技术也适用于部分肿瘤等其他原因引起的椎体压缩性骨折。

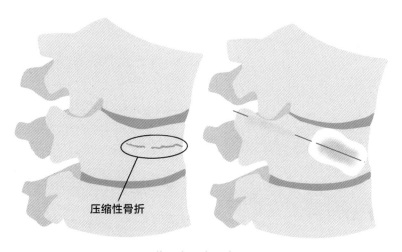

压缩性骨折

椎体成形术示意图

第五节　PET、PET/CT与PET/MR检查

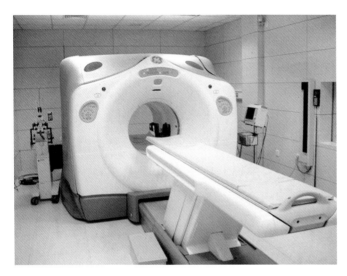

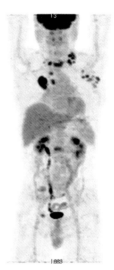

PET/CT 扫描仪

PET 图像
（除肾、输尿管和膀胱
外，黑色均为恶性肿瘤
病灶）

影像小贴士

　　PET 全称为正电子发射计算机断层成像，是 Positron Emission Tomography 三个英文单词首字母的缩写，是一种灵敏度高，能在细胞分子水平进行人体生理、病理及代谢显像的影像学检查技术。

　　1973 年，华盛顿大学的 Phelps 制造了世界上第一台 PET 扫描仪，1976 年第一台用于临床的商业化 PET 问世。

1. PET是如何诊断疾病的?

PET 检查是利用回旋加速器产生正电子放射性核素，然后通过化学合成方法将放射性核素与可参与人体生理性代谢的化合物结合在一起，形成相应的显像剂。显像剂经静脉注入人体后，参与人体组织细胞的生理代谢并在此过程中发射出 γ 射线，γ 射线被 PET 探测器采集，经计算机处理得到人体不同灰度的断层图像，根据图像上放射性浓聚程度不同可了解人体正常或异常代谢状态，从而进行疾病诊断。

2. PET/CT和PET/MR与单独CT、MR和PET检查有什么不同?

PET/CT 是将 PET 和 CT 两种设备进行一体化融合的影像检查机器，是目前多模态影像设备的典范。一次 PET/CT 检查可同时进行 PET 功能显像和 CT 结构显像，并通过后处理工作站将两种图像融合在一起，可同时显示人体功能和结构异常，充分发挥两种检查的优势，诊断效能大大高于单纯 PET 和单纯 CT 检查，起到 1+1>2 的诊断效果。

PET/MR 和 PET/CT 相似，PET/MR 是将 PET 和磁共振成像两种设备进行一体化融合，一次检查可同时进行 PET 和 MRI 扫描，获得更多功能和解剖信息。与 PET/CT 相比，PET/MR 对大多数疾病的诊断更具优势，并且 MRI 无电离辐射，大大减少受检者辐射风险，适用于更广泛人群的检查甚至健康体检。但由于 MRI 扫描速度慢，受呼吸及心脏运动的影响大，对于运动脏器的检查尚需呼吸配合。

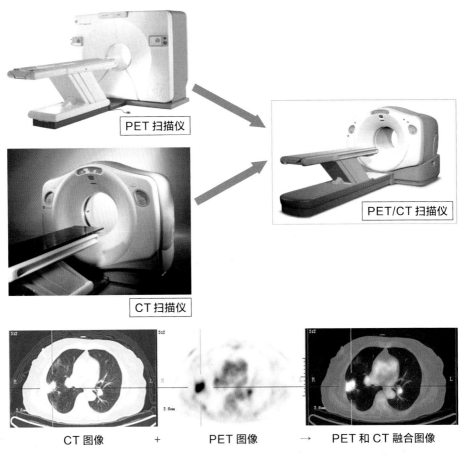

PET 扫描仪

CT 扫描仪

PET/CT 扫描仪

CT 图像   +   PET 图像   →   PET 和 CT 融合图像

CT 横断面图像显示双肺高密度影，PET 横断面图像显示双肺病灶代谢增高，PET 和 CT 横断面融合图像同时提供解剖与功能信息，提示双肺病灶可能为恶性病变

3. 心肾功能差或对CT、MRI对比剂过敏能做PET/CT或PET/MR检查吗？

PET/CT 和 PET/MR 检查前需要静脉注射一定量的放射性核素标记的显像剂。目前临床最常用的是 ^{18}F-FDG。^{18}F-FDG 是 ^{18}F 的脱氧葡萄糖，和天然葡萄糖有类似功能，不会对人体产生任何副作用，也极少有过敏反应，而且由于注射量小，也不会对心肾功能产生影响。所以心肾功能不好或对 CT、MRI 增强对比剂过敏的患者亦可以做 PET/CT 或 PET/MR 检查。

4. 做了PET/CT和PET/MR还需要再做增强CT或增强MRI检查吗？

PET/CT 和 PET/MR 最常用于人体恶性肿瘤的诊断和鉴别诊断，^{18}F–FDG PET 检查反映的是人体器官组织的葡萄糖代谢状态，一般认为代谢增高多提示恶性病变，代谢减低或不高多提示良性病变。但由于 ^{18}F–FDG 是非特异性显像剂，实际应用时由于部分特殊类型的恶性肿瘤不以葡萄糖为主要代谢底物而呈现低代谢，而部分良性肿瘤或活动期炎症也会呈现高代谢，使得 PET 检查对恶性肿瘤的诊断也会存在假阴性和假阳性的问题，因此，对少数不能明确疾病诊断的患者仍然需要进行增强 CT 或增强 MRI 检查，结合增强 CT 或增强 MRI 表现综合判断。

5. 好不容易做完第一次PET检查了，为什么还要再扫描一次？

做完 PET/CT 或 PET/MR 检查后大部分患者可以马上离开，而少数患者会被告知留下来等待第二次扫描，以补充诊断信息。

被留下的少数患者往往是因为：①初始扫描病灶难以进行良恶性鉴别，需要延迟扫描，了解病灶有无进一步摄取；②消化道或者泌尿系统生理性摄取干扰疾病的诊断，需要水化后排除干扰显出病灶的"庐山真面目"；③患者在初始扫描时因为疾病或自身原因不能很好配合等原因影响图像质量，需要补充采集相应图像。

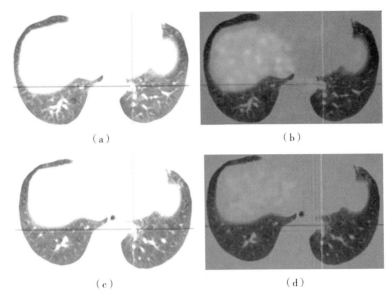

（a）　　　　　　　　　　（b）

（c）　　　　　　　　　　（d）

初始扫描 CT 横断面图像（a）、PET/CT 融合横断面图像（b）显示左下肺结节代谢不高；延迟扫描 CT 横断面图像（c）、PET/CT 融合横断面图像（d）显示左下肺结节代谢未见进一步升高，提示左肺下叶结节可能为良性病变

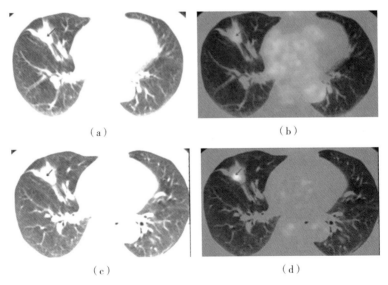

（a）　　　　　　　　　　（b）

（c）　　　　　　　　　　（d）

初始扫描 CT 横断面图像（a）、PET/CT 融合横断面图像（b）显示右肺结节代谢轻度增高；延迟扫描 CT 横断面图像（c）、PET/CT 融合横断面图像（d）显示右肺结节代谢进一步升高，提示右肺结节可能为恶性病变

6. PET/CT 或PET/MR能分辨肿瘤的良恶性及恶性程度吗？

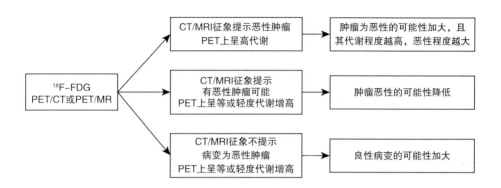

若结构像（CT、MRI）与功能像（PET）两种检查信息不一致时则鉴别相对困难，需密切结合病史及其他检查或结合延迟显像帮助诊断，或考虑选用其他特异性更好的核素显像剂进一步定性。此外，PET还可以指导穿刺活检，代谢最高的部位往往是病变细胞活性程度最高或细胞密度最高的区域，通过PET表现引导穿刺部位可极大提高穿刺成功率。

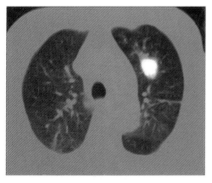

左肺病变高代谢提示恶性肿瘤

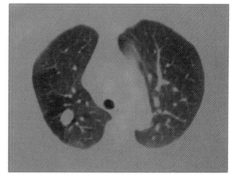

右肺病变低代谢提示良性病变

7. PET/CT或PET/MR对已经确诊的恶性肿瘤还能提供哪些帮助?

PET/CT 和 PET/MR 不仅可以早期发现和确定肿瘤原发病灶的部位、大小,还能发现淋巴结及远处转移灶,评估肿瘤的恶性程度、分期及预后。合理利用 PET 图像提供的信息,可以更准确地评估肿瘤患者分期和分级,指导临床治疗,对改善治疗效果及患者预后产生积极影响。

8. PET/CT和PET/MR能诊断恶性肿瘤治疗后的局部复发、残留与远处转移吗?

^{18}F-FDG PET/CT 和 PET/MR 往往在解剖结构出现变化之前就能准确反映肿瘤治疗后的效果,可以作为早期评价治疗疗效、鉴别复发与残余组织及预测预后的一种重要手段。在肿瘤治疗方案进行中,应用 ^{18}F-FDG PET/CT 和 PET/MR 评价治疗中肿瘤的代谢程度,可以早期预测肿瘤治疗方案是否有效;在肿瘤治疗方案完成后,应用 ^{18}F-FDG PET/CT 和 PET/MR 进行疗效评价,可以判断残余肿瘤组织是否仍存在活性,另外,还可检测区域淋巴结与远隔转移情况,指导下一步诊疗方案的确定。

9. PET检查能判断心肌是否存活吗?

冠状动脉搭桥和支架放置手术前评估心肌是否存活,还有没有必要挽救病变心肌十分重要。PET 心肌代谢通过核素显像可准确判断心肌细胞活性。心肌代谢显像需要与心肌灌注显像对比分析,根据血流和代谢是否匹配判断心肌活性。心肌灌注 – 代谢不匹配,是局部心肌细胞缺血但存活的有力证据,反之灌注 – 代谢匹配,是心肌坏死的标准。PET 检查对冠状动脉搭桥或支架植入术前评估有非常重要的指导意义。

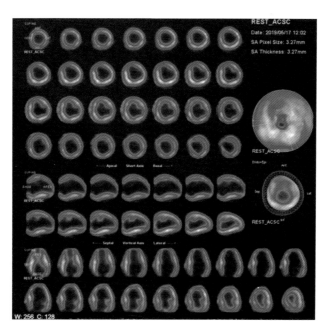

心肌灌注 - 代谢匹配提示心尖部心肌坏死

10. PET/MR能定位癫痫病灶吗?

难治性癫痫病灶的准确定位是手术治疗的关键,许多癫痫患者在常规MRI上难以发现致痫灶。PET 可敏感显示致痫灶区的功能代谢异常,发作期致痫灶在 ^{18}F-FDG PET 脑代谢上呈高代谢,发作间期呈低代谢,可以发现 MRI 表现正常患者的致痫灶。PET/MR 将功能成像和结构成像完美结合,加上 MR 能够多序列成像,可以准确定性、定位癫痫病灶。

11. 怀孕、备孕期间及儿童能做PET检查吗?

美国妇产科医师协会支持孕期可进行小于 5 mGy 的相关核医学检查。

妊娠期妇女应当谨慎，综合利弊，经过医生的同意后才能进行此类检查。对于备孕患者，推荐检查后等待一段时间再考虑怀孕。儿科核医学检查所用的放射性药物剂量通常在成人用量基础上进行校正，满足检查所需最小化剂量，均在安全范围之内。因此，儿童可做 PET 检查。

特别提醒，目前有对人体无辐射伤害的超声与 MRI 检查，因此，对怀孕、备孕和儿童推荐选择超声与 MRI 检查，不能解决问题时，再慎重考虑是否进行有辐射的检查（如 X 线、CT、PET、ECT 等）。

12. 做完穿刺活检后可以立即做PET/CT或PET/MR 检查吗？

做穿刺活检或纤维内镜活检后，未明确病理诊断或是病理诊断为良性，进行 PET 检查目的是肿瘤良恶性鉴别的患者，需等待 1 周左右再来进行 PET/CT 和 PET/MR 检查。若是穿刺结果已经明确为恶性，检查目的不是良恶性鉴别，而是治疗前分期分级，则不用等待，做好准备即可检查。

13. 有幽闭恐惧症不能做MR检查，能做PET/CT或 PET/MR检查吗？

PET/CT 孔径大，无噪声，扫描时间快，若能做普通 CT 也能做 PET/CT，因此，有幽闭恐惧症的患者应能做 PET/CT 检查。

PET/MR 和普通 MRI 扫描仪的机架和噪声相似，因而，有幽闭恐惧症不能做 MRI 检查的患者也不能做 PET/MR。但幽闭恐惧症是 MRI 检查的相对禁忌证，并非绝对禁忌证，为了顺利检查可以采取一些措施如让家属陪同一起进入扫描室、戴上耳机听音乐等。若患者确实不能坚持，以安全为重，应放弃检查。

14. 明天要去做PET/CT或PET/MR检查了，今天能去健身么？

　　PET 常规使用的显像剂是 ^{18}F-FDG，可反映人体器官、组织和细胞利用葡萄糖的分布和摄取水平。在 PET 显像前肌肉过度运动或紧张，会增加肌肉对 ^{18}F-FDG 的非特异性摄取，干扰检查结果。因此，在 PET/CT 或 PET/MR 检查前要尽量休息，避免体育锻炼或从事重体力劳动。

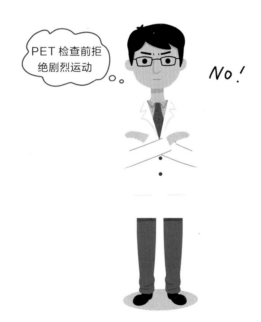

15. 做PET/CT或PET/MR检查前能吃饭喝水吗？

　　做 PET/CT 或 PET/MR 检查前应禁食和禁饮含糖饮料至少 4~6 小时，检查前一天应避免摄入咖啡、茶、酒等刺激性饮品。尽量不要输注含有葡萄糖的液体。无糖尿病患者血糖水平应控制在正常水平，糖尿病患者的血糖水平要控制在 < 11.1 mmol/L。对于便秘或消化道肿瘤患者检查前一晚适当

使用缓泻剂进行肠道准备。在注射显像药物后可适量饮用清水，但在上检查床前应排空膀胱。

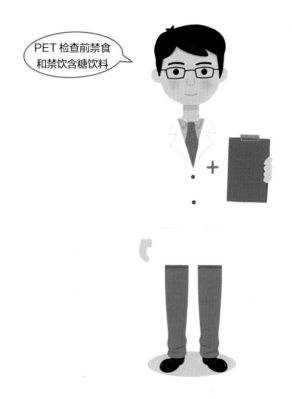

PET 检查前禁食和禁饮含糖饮料

16. 可以戴着首饰去做PET/CT或PET/MR检查吗？

金属物品在 CT 上会产生硬化伪影。MRI 由于存在非常强大的磁场，且检查过程中金属物体会产热，因此，所有金属物品（手表、助听器、体环、珠宝首饰、眼镜和有金属的衣服等）必须去除。对于金属植入物、心脏起搏器和其他装置，大多数制造商都提供 MRI 检查的安全信息，检查前需要确定植入物进行 MRI 检查是否安全。有些文身和永久性化妆（如永久性眼线）包含某些铁颜料，可以导致 MRI 图像伪影，且有些文身在检查过程中会引起烧灼感和皮肤灼伤。所以不可以戴着首饰去做 PET/CT 或 PET/MR 检查。

17. 打完针等待检查的时候，可以出去活动一下吗？

PET/CT 或 PET/MR 检查注射药物（显像剂）后，待检查者需在温暖、安静和微暗的室内卧位或半卧位闭目安静休息，体位尽量舒适，尽量避免交谈、进食和咀嚼，不阅读，尽量少做吞咽动作，注意保暖。且打完针受检者体内有放射性药物，会对周围近距离人群产生辐射，所以打完针一定要在专门的候诊室内安静休息，不可以出去活动。

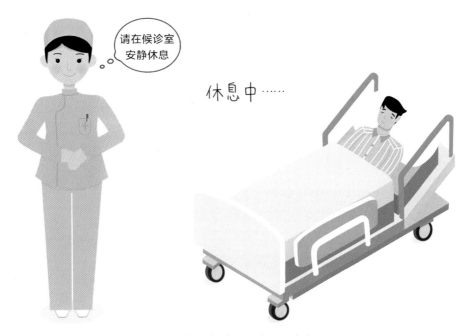

PET 检查注射药物后需闭目休息

18. 做完检查后身上是不是一直会有射线？什么时候能抱宝宝或给宝宝喂奶？

PET 最常用的 ^{18}F 标记的 FDG 半衰期为 109.8 分钟，研究显示静脉注射

^{18}F–FDG 约 20 小时后患者体内的放射线量可以忽略不计，因而，做完检查约 20 小时后才可以抱宝宝或给宝宝喂奶。检查完毕后受检者可适量多饮用水，进流食，以加速放射性药物的排泄，减少放射性药物在体内的潴留。

19. PET检查如何处理尿液？

PET 显像剂 ^{18}F–FDG 具有一定放射性，进行 PET 检查的患者静脉注射显像剂后需在指定候诊区等待检查，不能随意走动。^{18}F–FDG 由肾小球滤过后在肾小管仅重吸收很小一部分，大部分都随尿液排出体外。在等待检查时需要多喝水多排尿，以减少对肾收集系统和膀胱的辐射剂量以及对显像的干扰。在排尿时应防止尿液从便池溅出，在排尿后用纸巾擦拭残留尿液，避免尿液污染衣裤，如有污染应及时更换。排尿后还应冲洗干净便池，候诊区内的便池管道由防辐射材料加固并通向专用衰变池，对患者尿液集中处理。由于 ^{18}F–FDG 的半衰期较短，待患者做完检查后，体内残留显像剂的放射线量十分微小，无须再对患者尿液专门收集处理。

第六节　超声检查

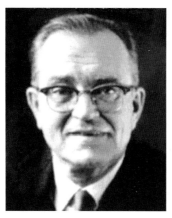
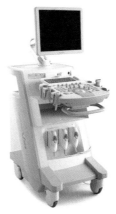

Dussik 教授　　　　超声扫描仪

影像小贴士

超声是指频率超过成人听觉阈值上限的声波。

超声诊断始于 1949 年，首先由奥地利 Dussik 教授获得回声图。

超声检查具有无辐射性、无创、实时动态显像、便携可移动、经济等优点。

1. 超声是如何用于人体疾病检查的？

超声检查是以处理超声波在人体组织内产生的回声信息为基础，显示人体脏器或疾病的组织结构和血流情况，从而评估脏器或病变的结构和功能的一种影像学检查方法，已成为临床最常用的影像检查方法之一。

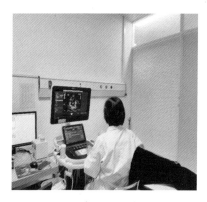
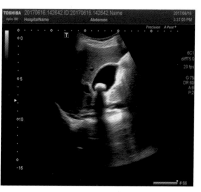

超声检查操作 胆囊结石超声图像

2. 超声检查的优点有哪些？

超声作为疾病诊断和体检的重要手段，得益于超声如下优点：①超声属于一种无辐射的检查，对人体完全无害，可用于孕妇、胎儿检查及常规体检；②超声检查非常便捷，与其他检查相比，价格也较便宜，可用于筛查疾病或复查；③超声检查具有实时性，有利于图像的动态观察及实时动态对比。

3. 超声检查常用技术有哪些?

为了更好地显示正常组织与病变的结构与功能，可选择不同的超声检查技术来实现。常用的超声技术包括：① M 型超声：是一维超声，时间和空间分辨率高，主要用于评估心脏功能；② B 型超声：为二维超声，是超声诊断的基础，可显示脏器和病变的大小、形态、内部结构等，广泛用于各系统疾病的诊断和体检；③多普勒超声：包括彩色多普勒和频谱多普勒，彩色多普勒可直观地显示血流的方向，频谱多普勒可用于测定流速等血流动力学参数。

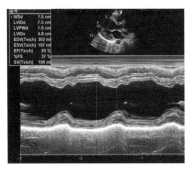

M 型超声

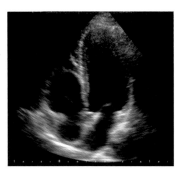

B 型超声

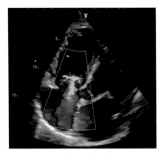

彩色多普勒

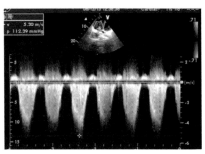

频谱多普勒

4. 超声检查为什么要涂"黏黏的东西"？

超声检查时涂的"黏黏的东西"是医用超声耦合剂，是一种新一代水性高分子凝胶，对人体无毒无害。使用的目的包括：①充填探头与皮肤表面的微小间隙，避免微量空气影响超声波的穿透；②通过超声耦合剂减小探头与皮肤之间的声阻抗差，以减少超声能量损失；③润滑作用，减小探头表面与皮肤之间的摩擦。

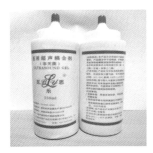

医用超声耦合剂

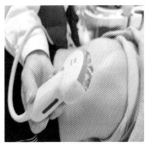

使用时把耦合剂涂抹于探头表面

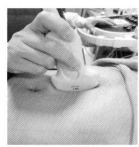

超声耦合剂充填探头与皮肤之间的间隙

5. 好几项超声检查项目能在同一台机器上完成吗？

超声探头是超声诊断仪的重要组成部分，种类多样，包括电子线阵探头、电子凸阵探头、电子相控阵探头、机械扇形探头、四维探头、腔内探头等，检查部位各不相同。每台超声仪器一般配备三至四把探头。因此，若一台机器上探头的可检查部位和功能包含了所有临

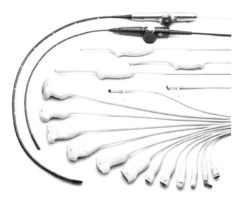

多种多样的超声探头

床要求的检查项目，则可以在同一台机器上完成所有超声检查项目，否则不能完成。

6. 做的是"彩"超，为什么图像是"黑白"的？

超声检查时显示屏显示的是与超声束扫查一致的切面回声图像，回声的高低由明暗度（灰阶）表示，即所看到的"黑白"图像。而平常所说的"彩"超检查，其实是彩色多普勒超声，它是在灰阶图像的基础上，加入彩色血流信息，用以显示脏器及病灶的血流灌注情况，并不是平常所理解的"彩色"。

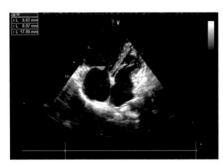 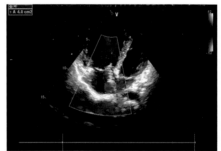

二维灰阶图像　　　　　　　　　　　　彩色多普勒图像

7. 哪些疾病适用于超声检查？

目前超声检查已成为很多疾病的有效检查手段，甚至为首选影像学检查方法，主要包括：①心血管疾病；②浅表器官疾病：甲状腺、乳腺等疾病；③妇产科疾病：子宫、卵巢等疾病和产前胎儿检查等；④腹部疾病：肝、胆、胰、脾、肾、膀胱等疾病；⑤男性生殖系统疾病：前列腺、睾丸、附睾等疾病；⑥小儿颅脑、胃肠、骨关节等疾病。

8. 为什么孕妇生产前要做多次超声检查？

随着孕周的增加，胎儿身体各个部位也在不断发育，为了降低缺陷新生儿的出生率，需要在不同孕周进行目的不同的超声检查。因此，孕妇生产前需要多次超声检查。

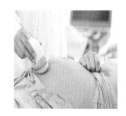
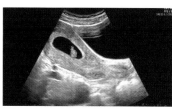
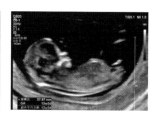

孕期超声检查　　　　　早孕超声图像　　　　　孕13周超声图像

9. 为什么手术前要做心脏超声和下肢深静脉超声？

为保证麻醉及手术安全，患者手术前需要进行身体状态的全面评估：①了解心脏功能状态：病态心脏会导致预后不良，同时会大大增加麻醉的风险。②了解下肢深静脉是否有血栓形成，防止手术过程中出现血栓脱落，造成肺动脉栓塞等严重并发症。因此，每个患者手术前均要做心脏及下肢静脉超声检查。

10. 超声介入可以解决哪些问题？

超声介入是在实时超声的监视或引导下，完成各种穿刺活检、造影、抽吸、插管、注药或消融治疗等微创操作，达到疾病诊断和治疗的目的。

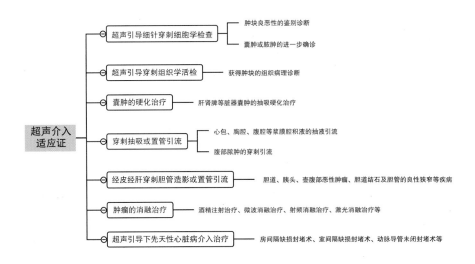

超声介入适应证
- 超声引导细针穿刺细胞学检查
  - 肿块良恶性的鉴别诊断
  - 囊肿或脓肿的进一步确诊
- 超声引导穿刺组织学活检
  - 获得肿块的组织病理诊断
- 囊肿的硬化治疗
  - 肝肾脾等脏器囊肿的抽吸硬化治疗
- 穿刺抽吸或置管引流
  - 心包、胸腔、腹腔等浆膜腔积液的抽液引流
  - 腹部脓肿的穿刺引流
- 经皮经肝穿刺胆管造影或置管引流
  - 胆道、胰头、壶腹部恶性肿瘤、胆道结石及胆管的良性狭窄等疾病
- 肿瘤的消融治疗
  - 酒精注射治疗、微波消融治疗、射频消融治疗、激光消融治疗等
- 超声引导下先天性心脏病介入治疗
  - 房间隔缺损封堵术、室间隔缺损封堵术、动脉导管未闭封堵术等

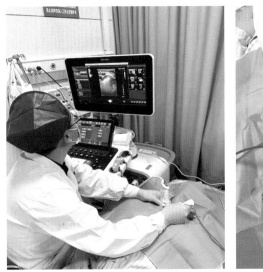
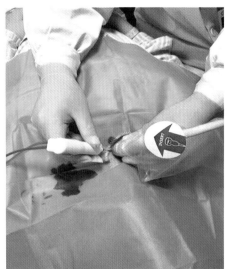

超声引导下甲状腺结节射频消融术

11. 为什么有些超声检查还需要"打针"？

需要"打针"的超声即超声造影。有一部分疾病超声表现相似，常规超声鉴别困难，且常规超声对肿块的良恶性判断困难。超声造影能清晰敏感地反映微小结构和微循环血流灌注状态，较常规超声检查更能准确诊断疾病，因此，对一部分常规超声诊断困难的病例，需要"打针"行超声造影进一步明确诊断。

12. 什么情况下不能做经食管超声心动图检查?

经食管超声心动图检查是将食管超声探头从食管插入心脏后方的左心房附近，从心脏后面观察心脏内部病变。目的是排除肺脏气体对检查心脏的影响。

经食管超声心动图检查有一定的创伤性，有引起严重并发症的可能。下列情况不能做经食管超声心动图检查：①严重心血管疾病：如巨大心脏、严重心力衰竭、急性心肌梗死、动脉夹层等；②咽部或食管疾病：如急性扁桃体炎、食管静脉曲张、食管肿瘤等；③麻醉药物过敏；④其他：如严重感染、凝血功能异常、全身状况不良等。

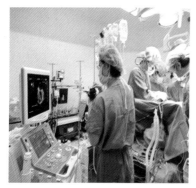

术中经食管超声心动图操作

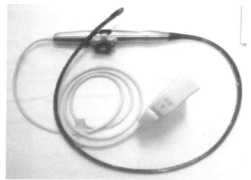

经食管超声探头

13. 超声检查前需要做哪些准备?

针对某些部位的超声检查，需要患者在接受检查之前做一些准备，以利于超声检查结果的准确性。超声检查前需准备的情况与要求如下：

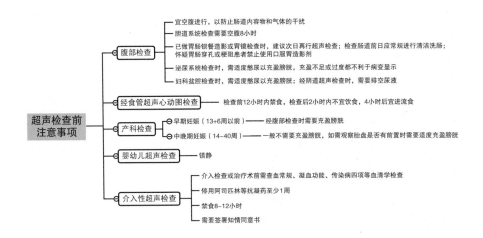

14. 为什么超声造影后要观察一段时间才能离开？

超声造影检查过程中所使用的对比剂一般不会对人体造成危害，但有时会产生一些不良反应，如类过敏反应，包括低血压、皮肤反应等。造影过程中也可能出现一过性的临床表现如焦虑、呼吸困难、头痛、头晕等。开展超声造影的科室应常规配备急救药品及设备，以便能及时开展救治。因此，患者在使用超声对比剂进行超声造影检查后，至少要接受30分钟的观察后方可离开。

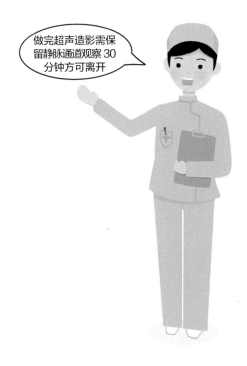

做完超声造影需保留静脉通道观察30分钟方可离开

第七节 对比剂

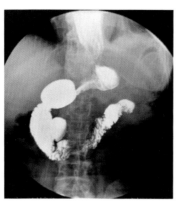
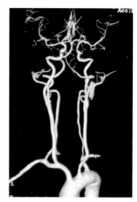

上消化道 X 线钡餐造影图　　　CT 血管造影图

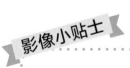

　　以医学成像为目的，将某种特定物质引入人体内，以改变机体局部组织的影像对比度，这种被引入的物质称为"对比剂"，过去曾称之为"造影剂"。

　　引入对比剂的检查有造影检查、血管成像、增强检查或灌注检查等。

1. 对比剂有哪些种类？

由于成像设备与成像原理的不同，对比剂可分为以下几类：

（1）X 线对比剂：① 钡类对比剂：硫酸钡干粉、硫酸钡混悬剂。② 碘类对比剂：以在溶液中是否分解为离子，又分为离子型对比剂和非离子型对比剂；按分子结构分为单体型对比剂和二聚体型对比剂，按渗透压分为高渗对比剂、次高渗对比剂和等渗对比剂。③ CO_2 对比剂：适用于肾功能不全或对碘对比剂有不良反应而需造影检查的患者。

（2）磁共振成像对比剂：①按强化效果分类，可分为阳性对比剂和阴性对比剂。②按组织学分布及应用分类，可分为细胞外对比剂、细胞特异性对比剂和血池对比剂。③按对比剂核心金属分类，可分为钆剂、锰剂和铁剂。④按物理特性分类，可分为顺磁性和超顺磁性对比剂。⑤按对比剂的结构类型，可分为环状对比剂和线性对比剂。

（3）超声对比剂：超声对比剂按其构成成分的不同可分为包裹氟碳气体的微泡对比剂和液态氟碳纳米乳剂。随着超声对比剂的应用，超声成像在脏器或病变的组织灌注、炎症检测和肿瘤的定性诊断等方面取得了很大进展。

2. 对比剂是如何发挥诊断作用的?

（1）钡或碘对比剂：各类含钡或含碘对比剂的密度高于人体软组织，通过将对比剂引入人体后，使X线透过率与周围组织形成差异，因而可利用各类含钡或含碘对比剂在人体内的组织器官的分布不同产生对比，从而使引入对比剂的血管和正常或病变组织在X线图像上清晰成像，为医生做出可靠诊断提供信息。

（2）钆对比剂：通过影响质子的弛豫时间，间接地改变组织的磁共振信号强度，增加病变与周围正常组织的对比，更清楚地显示病变与周围组织的关系，提高病变的检出率和定性准确率，为疾病的鉴别提供可靠依据。

3. 对比剂进入人体的途径有哪些?

依据临床要求和对比剂的特点,可选用不同的引入途径,发挥对比剂的诊断效用。对比剂进入人体内的路径主要有:

(1)直接口服:①硫酸钡混悬液,安全无副作用。如胃肠道钡餐造影。②碘制剂,如复方泛影葡胺,常用于 CT 扫描前半小时口服充盈胃肠道以减少胃肠道的伪影和增加对比。③铁制剂,如枸橼酸铁铵,用于腹部磁共振成像,对胃、十二指肠及空肠进行造影时使用。

(2)直接灌注:①向体腔内注入对比剂,包括泌尿系统造影、窦道造影、子宫输卵管造影等。②经肛门灌注做结直肠造影,如结肠气钡造影、CT 或 MR 结肠水造影等。

(3)动脉内注射:向动脉内经导管注射对比剂,采用 DSA 方法进行动脉造影或介入性治疗前的造影。如腹主动脉造影或冠状动脉造影等。

(4)静脉内注射:向静脉内注射对比剂,目前多用于静脉肾盂造影、CT 或磁共振增强扫描、CT 血管造影、磁共振血管造影等。

4. 影像对比剂有哪些基本应用?

对比剂在临床上应用广泛,如口服钡剂可用于食管病变(食管癌、食管炎、食管憩室等)、胃部病变(胃炎、胃癌或胃溃疡等)、十二指肠病变(球部溃疡、瘀滞症等)和小肠病变等的影像诊断。钡剂灌肠可用于结直肠癌、结肠炎、先天性巨结肠和克罗恩病等的诊断。

常用的碘剂静脉注射可用于 CT 增强、静脉造影、动脉造影、静脉尿路造影等。血管外的应用包括窦道或瘘管造影,以及关节腔或子宫输卵管等其他体腔造影。

磁共振增强检查常用的钆对比剂可用于检出常规平扫不显示的病灶,

反映病变血供特点、病变定性和定量。也可进行灌注成像了解微循环灌注及侧支循环代偿情况。可进行大血管成像，用于动脉瘤、动静脉畸形、血管狭窄或闭塞等血管病变的早期诊断。

5. 使用对比剂需要注意哪些问题？

（1）钡类对比剂使用注意事项：钡剂检查前 3 天禁用铋剂（如丽珠得乐或胶体果胶铋）及钙剂（如钙尔奇、迪巧钙片、碳酸钙 D_3 颗粒或葡萄糖酸钙）。

（2）碘对比剂使用注意事项：①一般无须碘过敏试验，多中心研究结果显示，小剂量碘过敏试验无助于预测离子型和非离子型碘对比剂是否发生不良反应。②尽量避免短时间内重复使用诊断剂量的碘对比剂。如果确有必要重复使用，建议 2 次碘对比剂重复使用间隔时间 ≥ 14 天。③患者在使用碘对比剂前 4 小时至使用后 24 小时内给予口服矿泉水或静脉输液。

（3）钆对比剂使用注意事项：①无须过敏试验。②应注意患者是否有使用钆剂出现重度不良反应及与现疾病治疗有关的用药过敏病史。③肾功能不全患者必须在权衡利弊后，在确有必要的情况下才能使用钆类对比剂。

6. 什么情况下要喝"钡餐"进行消化道检查呢？

钡餐检查能很好地显示食管、胃和小肠，在以下情况可使用钡餐检查：①当觉得吃饭不顺畅、胃痛、腹部疼痛、大便异常等怀疑有消化道系统的先天性畸形、炎症、肿瘤时；②当肝硬化、门静脉高压患者出现呕血怀疑食管静脉曲张时；③当有不明原因便血时；④当患者做过消化道手术或放化疗后需要随访复查时。

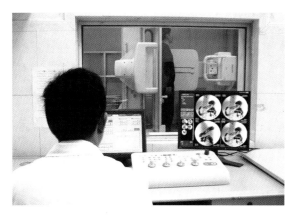

钡餐检查

7. "钡餐"检查前需要做哪些准备?

为了更好地显示消化道及病变,钡餐检查前需要适当准备。检查前6~8小时不要吃饭和喝水,前一天不宜多吃纤维类和不易消化的食物,这样可以减少食物残渣对病变的影响。其次,检查前2天不能服用影响胃肠动力的药物,如吗丁啉等,这些药物会影响胃肠道蠕动,不利于对病变的观察。此外,检查前3天禁用高原子序数药物如铋剂(奥美拉唑)或钙剂(枸橼酸钙)等。

8. 哪些情况不能做钡餐检查?

钡剂虽对人体无毒无害,但作为一种外来物质,在以下情况下不能使用或谨慎使用:①胃肠道急性出血期:当有呕血、便血或黑便时应慎行钡餐检查,因为有可能加重出血。②胃(肠道)穿孔或者怀疑穿孔:当腹痛明显,腹部触压有明显的压痛和反跳痛及肌紧张时,多提示胃或肠道穿孔。此时禁止行钡餐检查,以防止钡剂从穿孔处漏入腹腔。③完全性幽门梗阻:此时胃内大量食物及液体难以排入十二指肠,如行钡餐造影会加重胃潴留。

④肠梗阻：各种原因所致肠梗阻禁止做钡餐造影，因为钡餐造影不仅加重梗阻，而且钡剂难以排出，会引起梗阻部位以上胃肠道更加扩张。⑤急性腹膜炎。⑥重度腹水、全身状态极差和心肺功能衰竭者。

9. 钡餐检查后钡剂从肠道排出需多长时间？

钡剂的主要成分是硫酸钡，在 X 线照射下可以显示消化道有没有病变。钡剂不溶于酸，也不溶于水，所以不会被人体吸收，会以原形排出体外。一般情况下，钡餐检查后 2~3 天就可以将钡剂全部排出体外，如果在服用钡剂后没有排出体外，可以通过多喝水、多喝热稀粥、多喝一些汤类，也可以多吃点水果、蔬菜、粗纤维食品，促进胃肠道蠕动。尽量不要吃过多的肉类、油腻、生冷、刺激性食物，钡剂如果超过 7 天没排出，也可以通过服用促进肠道蠕动的药物辅助排出，尽量不要吸烟喝酒，饮食要以清淡为主。钡剂对人体是没有危害的，患者不需要太过担心。

10. 钡剂灌肠检查前需做哪些准备？

钡剂灌肠检查仍是目前检查大肠病变的有效方法，为了更好地显示病变，检查前需做如下准备工作。①检查前 24 小时内禁服任何影响肠道功能及 X 线显影的药物。②检查前晚进流食，必要时免晚餐。检查前晚盐水灌肠或服缓泻剂，如番泻叶、甘遂末等。检查日免早餐，检查前 1 小时清洁灌肠，排净肠内粪块后方可进行钡剂灌肠。③严重的心肺功能障碍、消化道出血急性期和肠道梗阻等不适合钡剂灌肠检查。

11. 小儿肠套叠用什么对比剂？复位时注意什么？

患儿阵发性哭闹、排果酱样大便和腹部触及包块时，要高度怀疑肠套叠的可能。若全身情况良好，可即刻行空气或钡剂灌肠，既是诊断也是复位方法。与钡剂灌肠相比，空气灌肠具有快速安全、操作更简单、并发症更少等优点，并能够准确获知灌肠压力大小，有更高成功率。目前国内提倡空气灌肠复位法，若首次复位不成功，可在麻醉下再行试灌和复位。

复位时，应注意动作轻柔，压力不可过大，并密切观察患儿的反应及腹部情况。应该特别注意禁忌证的把握，腹膜炎、肠穿孔、败血症、可疑肠坏死等均是灌肠禁忌证。复位越早越好，症状持续时间越长，灌肠复位的可能性就越小，危险性就越大。

12. 小儿肠套叠复位成功的表现及指征是什么？

小儿肠套叠复位后，如患儿情绪稳定，能安静入睡，生命体征稳定，则证明复位成功。如出现精神萎靡不振或短时间内再次出现阵发性哭闹、呕吐、面色苍白及腹胀等，要高度警惕复位不完全或再次套叠。

小儿肠套叠复位后对大便的观察是复位成功与否的重要指征，早期有肛门排气和暗红色黏液性血便排出，腹软，大便逐渐正常，证实肠套叠复位成功。如出现持续性腹胀并伴有呕吐、精神差等，则要注意有无并发症的发生。复位成功后，根据病情可给予适量饮食，婴儿应以母乳喂养为主，哺乳要有规律，辅食应给予高营养易消化的食物，不能暴饮暴食。注意饮食卫生，避免腹部受凉。

13. 碘对比剂的种类有哪些？

碘对比剂的种类很多，依据理化性质的不同可分为三大类，即无机碘化物、有机碘化物以及碘化油或脂肪酸碘化物。

（1）无机碘化物：为 12.5% 的碘化钠水溶液。可用于瘘管、尿道、膀胱或逆行肾盂造影。

（2）有机碘化物：为水溶性碘制剂，种类较多，按有机碘对比剂的分子结构的不同，又分为：①离子型碘对比剂：离子型碘对比剂的副反应发生率高，机体的耐受性差。按结构又分为单体和二聚体。单体的代表药物为泛影葡胺，可用于各种血管造影及静脉肾盂造影等。二聚体的代表药物为碘克酸。②非离子型碘对比剂：如碘苯六醇（iohexol）、碘普罗胺（iopromide）及碘必乐（iopamidol）等。非离子型碘对比剂较离子型碘对比剂毒副作用小，机体的耐受性好。可用于各种血管造影及经血管的增强检查。

有机碘对比剂还可按照对比剂的渗透压分类，即高渗、次高渗和等渗三种。等渗对比剂机体耐受性好，过高过低均有不同程度的刺激反应。

（3）碘化油或脂肪酸碘化物：主要用于支气管、瘘管及子宫输卵管造影，还可以用作血管内栓塞剂，但不能用于心血管造影。

14. 碘对比剂有哪些应用？

碘对比剂主要包括血管内应用和血管外应用两大方面。①血管内应用：CT增强、静脉造影、动脉造影、静脉尿路造影等。②血管外的应用：窦道或瘘管造影；其他体腔造影，如关节腔造影、子宫输卵管造影、间接淋巴管造影、胆道"T"管造影、逆行胰胆管造影、消化道口服造影等。

15. 为什么做增强CT要用巨型注射器"打药"呢？

所谓的巨型注射器即医学上的高压注射器，它能将对比剂以很快的速度注入人体血管。高压注射器的应用，避免了对比剂导入人体后被迅速稀释，在做增强CT时高压注射器可以将对比剂以"团注、快速"的方法注入血管内，使需要观察的脏器与病变更清晰地显示。虽然高压注射器注射速度快，通常按照患者的检查部位来进行速度的设置，例如进行肝增强扫描要保持3.5~4.0毫升/秒。只要患者血管弹性较好，一般的注射速率都是安全的。另外，一次增强CT所使用的对比剂剂量约是人体血容量的千分之一，也不会造成患者血容量较大的变化。

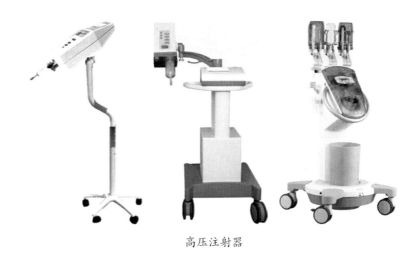

高压注射器

16. 哪种碘对比剂的安全性更高呢？

碘对比剂有离子型和非离子型。离子型碘对比剂渗透压高，造影后的不良反应多。非离子型碘对比剂生物安全性较高，造影后不良反应发生率较低，且程度轻。从患者安全角度考虑，一般建议患者使用非离子型碘对比剂。对于高危人群，如有肝肾功能损伤、心脏病、糖尿病等患者检查时，更应使用非离子型等渗碘对比剂。

17. 什么体质的人群容易发生碘对比剂过敏？

碘对比剂过敏时常发生，但部分人群更易发生，更应该引起特别关注，做好预防和救治准备。第一是年龄因素，婴儿和大于60岁的患者更易发生过敏。第二是性别因素，女性较男性更容易发生过敏。第三是基础性疾病因素，如哮喘、心脏病、脱水、肾病、糖尿病和肥胖症，易发生过敏样/特异质反应。第四是血液性疾病因素，如多发性骨髓瘤、镰状细胞贫血和红细胞增多症等更易发生过敏。第五是高敏体质患者，如经常对其他物质发生过敏的患者，也易发生碘对比剂过敏。

18. 含碘对比剂可能会导致哪些过敏？

含碘对比剂反应可分为两类：一类是过敏样反应或特异质反应，另一类是非过敏样反应。含碘对比剂反应可以是其中任何一类，也可以两类同时发生。

（1）过敏样或特异质反应是病因仍不为人知的反应，它们就像过敏反应一样，是最常见的对比剂副作用，可能伴有严重的并发症，偶尔可致命。此类反应相关的症状可呈轻度（皮疹、瘙痒、流鼻涕、恶心和呕吐）、中度（持续性轻度症状再加上面部/咽喉水肿、支气管痉挛、呼吸困难、心动过速或心动过缓）和重度（危及生命的心律失常、低血压、咽喉水肿、肺水肿、癫痫发作、昏厥和死亡）。

（2）非过敏样反应被认为是对比剂破坏人体内环境特别是血循环所致，也被称为生化毒性反应或非特异质反应。此类反应取决于对比剂的物理特性。最常影响心血管系统、呼吸系统、泌尿系统、胃肠道系统和神经系统。非过敏样反应的症状有身体暖热、口腔金属味、恶心、呕吐、心动过缓、低血压、血管迷走神经反应、肾病和延迟反应等。

19. 肾功能不好的患者可以做增强CT吗？

增强 CT 是指经静脉注射水溶性有机碘对比剂后的 CT 扫描。由于碘对比剂主要经肾脏排泄，肾功能不好的患者做增强 CT 会增加肾脏负担，有导致肾功能进一步受损的风险。但并不是所有肾功能不好的患者都不能做增强 CT，这取决于患者的肾脏功能状态。当肾小球滤过率（GFR）

$<60\text{mL}\cdot\text{min}^{-1}\cdot1.73\text{m}^{-2}$［相当于慢性肾脏疾病（CKD）3~5期］时，含碘对比剂引起肾损伤的危险性明显增加，因此这类患者不建议进行CT增强检查。对于轻度肾功能不全的患者，推荐使用非离子型碘等渗对比剂进行CT增强检查，有助于预防对比剂肾病的发生。

20. 孕妇或哺乳期妇女可以使用碘对比剂进行CT增强检查吗？

怀孕期间静脉内注射含碘对比剂的安全性至今不明确，但对比剂能通过胎盘进入胎儿循环系统以及造成甲状腺疾病已经毋庸置疑。因此，孕妇只有在可能的获益明显超过风险时，才考虑行静脉内注射含碘对比剂进行检查。另外，CT增强时X线的辐射也是问题。建议任何对孕妇或哺乳期妇女可能造成危害或损伤的择期检查，都应该推迟至产后。此时，建议选择对孕妇和胎儿无害的超声和磁共振成像检查。

21. 磁共振钆对比剂有哪些种类？

钆对比剂按不同的强化效果、组织学分布、对比剂的结构类型，可有多种不同的分类方法。

（1）按强化效果分类，可分为阳性对比剂和阴性对比剂。① 阳性对比剂缩短组织T1弛豫时间，T1WI上增强区为高信号，如钆喷酸葡胺。② 阴性对比剂缩短组织T2弛豫时间，T2WI上增强区为低信号，如菲立磁。

（2）按组织学分布及应用分类，可分为细胞外对比剂、细胞特异性对比剂和血池对比剂。① 细胞外对比剂通过毛细血管壁进入细胞外间隙，如钆喷酸葡胺或钆特酸葡胺。② 细胞特异性对比剂通过毛细血管进入细胞外间隙和细胞内，与生物分子结合，是特异性靶向对比剂，如普美显、莫迪司或铁剂。③血池对比剂透过毛细血管壁极慢，给药后可长时间存留在毛细血管内，能很好显示组织器官血流灌注及毛细血管壁的完整性。

（3）按对比剂的结构类型，可分为环状对比剂和线性对比剂。线性对比剂又分为离子型线性对比剂和非离子型线性对比剂，前者如马根维显、普美显或莫迪司，后者如欧乃影等。

22. 磁共振钆对比剂有哪些应用？

目前临床上钆剂主要用于以下几个方面：

（1）磁共振常规增强扫描：检出常规平扫不显示的病灶，反映病变血供特点，利于病变定性和定量。

（2）磁共振常规动态增强（单室模型）：整体显示组织血流、微血管渗透性、细胞外间隙的信息，可用于肿瘤性质的判定。

（3）磁共振动态增强两室模型：活体定量评价病变微循环灌注，可用于鉴别肿瘤良恶性、判断肿瘤分期分级、监测肿瘤放化疗疗效、预测肿瘤治疗反应，并通过 Ktrans 参数监测针对肿瘤新生血管靶向药物的疗效。

（4）对比增强磁共振血管成像（CE-MRA）：对血管病变的诊断可以与 DSA 相比拟，可用于动脉瘤、动静脉畸形、血管狭窄或闭塞等血管病变的早期诊断。

（5）动态磁敏感灌注成像：主要用于急性缺血的检查，也可用于肿瘤等病变的检查。

23. 为什么做增强磁共振成像检查要空腹？

磁共振对比剂偶尔会产生不良反应，如果胃内有过多的食物，一旦出现呕吐会引起呛咳、误吸甚至导致窒息。另外，在做腹部增强扫描时，胃肠道食物残渣影响图像质量，干扰影像诊断结果。因此，一般会要求患者禁食6~8 小时。对于糖尿病患者，可携带糖果等随时含化，避免出现低血糖。

24. 肝脏磁共振增强有"神药"吗?

肝脏磁共振增强所谓的"神药"指的就是肝胆特异性磁共振对比剂钆塞酸二钠,一方面通过缩短组织 T1 弛豫时间,可得到与钆喷酸葡胺相似的多期动态增强效果,从而观察肝脏病变的常规多期动态增强方式及其表现;另一方面,肝功能正常者注射钆塞酸二钠后 10~20 分钟肝实质最大程度增强,同时胆系也可显影,该期相称为肝胆特异期。适用于以下人群:①超声、CT 或钆喷酸葡胺增强磁共振表现不典型的肝细胞癌患者,同时包括肝硬化相关结节的鉴别诊断;②经 CT 或钆喷酸葡胺多期动态增强磁共振诊断的典型肝细胞癌患者根治性治疗术前评估;③肝癌局部治疗后评估肿瘤是否存活及局部进展;④肝转移瘤患者治疗方案制定的优选影像检查;⑤非肝硬化相关局灶性良性病变的鉴别诊断;⑥胆系术后并发症的评估,包括吻合口狭窄、胆系损伤、胆漏(包括胆汁瘤)等。

25. 肾功能不好的患者可以做磁共振增强吗?

肾小球滤过率 ≤ 30 mL·min^{-1}·1.73 m^{-2} 的肾功能不全患者,需谨慎使用钆对比剂,如必须使用,需采取必要的预防措施。对于常规执行隔天透析的患者,使用钆对比剂后推荐连续 2 天透析。肾功能差的患者尽量使用大环状磁共振对比剂,以减少钆在人体内的沉积和可能的危害。

26. 孕妇或哺乳期妇女可以使用磁共振钆对比剂吗?

目前尚不清楚钆对比剂对胎儿的影响,因此,妊娠患者或备孕患者应当谨慎使用钆对比剂。只有当磁共振增强成像检查对妊娠患者或胎儿明显利大于弊时,才考虑使用。

哺乳患者使用钆对比剂后，仅有非常少量的钆对比剂会通过乳汁排泄并被婴儿摄取。如果担心微量钆对比剂对婴儿的影响，可以舍去注射钆对比剂后 12~24 小时内的乳汁。24 小时后可以正常进行母乳喂养。

27. 对比剂可能出现的不良反应有哪些？

钡剂可能出现的不良反应包括：吸入性肺炎、窒息甚至死亡；消化道梗阻或堵塞，甚至胃肠穿孔等。

碘或钆对比剂的不良反应包括：①轻度不良反应，如面部潮红、头痛、恶心、呕吐、心慌等；②中度不良反应，如荨麻疹、喷嚏、流泪、结膜充血、面部水肿、反复重度呕吐、眩晕、轻度喉头水肿、轻度支气管痉挛、轻度和暂时性血压下降；③重度不良反应，如呼吸困难、意识不清、休克、惊厥、心律失常、心搏骤停。

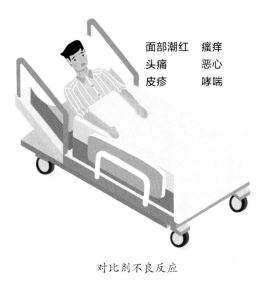

面部潮红　瘙痒
头痛　　　恶心
皮疹　　　哮喘

对比剂不良反应

28. 如何预防对比剂的不良反应？

对比剂不良反应的预防包括检查前、检查中和检查后预防三个方面。

（1）增强检查前：①对患者进行心理疏导，消除紧张情绪；②详细询问患者病史，特别是有无过敏史。对有肝肾功能障碍、过敏性疾病、甲亢、心功能不全、糖尿病及 1 岁以内婴儿和 60 岁以上老年人等高危因素的患者需慎重选择用药；③备好相关急救药品及用物。

（2）检查过程中要严密观察患者情况，如果出现明显不适，及时中断检查，并采取相应急救措施。

（3）检查结束后，为预防迟发性变态反应，患者需要保留静脉通道观察30分钟以上方可离开。

29. 出现了不良反应怎么处理呢？

不良反应按严重程度可分为轻、中、重度，针对不同程度的不良反应所采取应对措施也不尽相同。①对于头痛、恶心、呕吐、味觉异常、热感、面部潮红、心慌等轻度不良反应无须特殊处理，将患者扶下床，休息、观察，嘱其大量饮水，并给予安慰消除紧张情绪。②对于荨麻疹、喷嚏、流泪、眼结膜充血、胸闷等中度不良反应，可给予吸氧，应用抗组胺药物或糖皮质激素对症治疗。③对于呼吸困难、喉头水肿、手足痉挛、休克等重度不良反应，应立即给予面罩加压吸氧，静脉推注地塞米松 10~20 mg、肾上腺素 0.5~1 mg，若患者出现呼吸、心搏骤停，就地立即进行心肺复苏术，包括人工呼吸、胸外心脏按压等，待患者生命体征平稳后，送至急诊科或相关科室继续观察治疗。

30. 对比剂"漏了"如何处理？

在静脉注射碘对比剂或钆对比剂时，在注射对比剂的部位可能会出现对比剂渗漏。渗漏的可能原因包括：①与技术相关的原因，如使用高压注射器或注射流率过高，静脉穿刺人员技术不全面，穿刺针固定不牢固等。②与患者有关的原因，被穿刺血管情况不佳，如恶性肿瘤化疗患者、老年人、婴幼儿。

对比剂血管外渗的处理：①轻度外渗多数无须处理。但应注意动态观察，如外渗加重，应及时就诊。对个别疼痛明显者，局部给予普通冷湿敷。

②中、重度外渗可能造成局部组织肿胀、皮肤溃疡、软组织坏死和间隔综合征。

对于中、重度外渗患者的处理包括：①抬高患肢，促进血液回流。②早期使用50%硫酸镁保湿冷敷，24小时后改用硫酸镁保湿热敷；或者用黏多糖软膏等外敷；或者用0.05%的地塞米松局部湿敷。③对比剂外渗严重者，在外用药物基础上口服地塞米松5 mg/次，3次/天，连用3天。④必要时，咨询临床医师用药。

31. 注射对比剂后局部出现的条形红斑或条索状硬结是什么？如何处理？

个别患者注射对比剂后局部出现的条形红斑或条索状硬结为静脉炎表现，除此以外，还可出现穿刺点局部红肿、疼痛、灼热，严重者穿刺处有脓液，伴有畏寒、发热等全身症状。

为减少局部反应及静脉炎的发生，临床一般用生理盐水冲洗注射局部血管，降低对比剂的残留浓度。严重者，在外用药物基础上口服地塞米松。其他治疗方法还包括冷、热敷，理疗及硫酸镁湿敷等。

32. 注射对比剂时局部或全身发热正常吗？

静脉注射对比剂时，由于对比剂注射流速较快，渗透压高，对血管产生刺激作用，导致血管扩张，所以会感觉局部或全身发热。这是静脉注射对比剂的一般反应，不属于过敏反应范畴，对人体不会造成伤害，增强过后会很快恢复正常，患者不必恐慌，也不要产生误解。

第二章 症状篇

第一节 头 部

1. 头痛

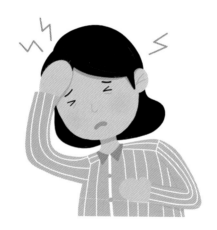

健康小贴士

　　头痛是头颅上半部（眉弓至耳轮上缘和枕外隆突连线以上）的疼痛状态，是患者对致痛因素的客观反应，医生需要依靠患者生动形象的描述才能知道。

病因

头痛分为原发性头痛和继发性头痛，前者包括偏头痛、紧张性头痛、三叉自主神经痛等；后者包括高血压性头痛、蛛网膜下腔出血性头痛、感冒性头痛、颈源性头痛、鼻源性头痛、牙源性头痛、发热性头痛、尿毒症性头痛和肿瘤性头痛等。

影像检查咨询台

引起头痛的病因很多，影像检查可筛查出其中的一些疾病，所以当发生头痛的时候有必要进行相关的影像学检查。

磁共振成像具有多方位、多参数、高软组织分辨力的特点，可以更精确地显示病变部位、范围、大小及病变性质，是诊断脑部病变引起头痛的首选方法。颈椎病变引起的头痛亦首选磁共振成像检查。CT检查对脑出血、脑肿瘤及鼻窦炎等疾病引起的头痛有一定优势。X线检查对头痛病因的诊断价值有限。超声检查简便、无创，颈部血管病变引起的头痛可以首选超声检查。数字减影血管造影（DSA）可作为血管性病变的首选检查，并可以做引导下的介入治疗。总体而言，头痛时的影像检查以磁共振成像检查为首选。

特别提醒

不要把眉弓以下的颌面部疼痛和枕外隆突连线以下的枕颈部疼痛当作头痛。头痛原因众多，有些病因比较明确者，可不必做影像学检查。

2. 头晕

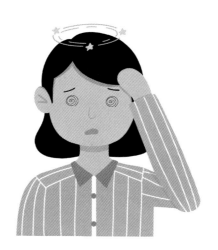

健康小贴士

　　头晕是一种感觉自身或外界物体的旋转、移动、平衡失稳状态。头晕发作时表现为头重脚轻，恍恍惚惚不稳定的感觉，间歇或持续发作，一般不会倾倒，多于行走、起立时加重。

病因

　　头晕的常见原因包括：①脑缺血病变、小脑病变、脑外伤等神经系统疾病；②高血压、低血压、贫血、感染、低血糖等全身性疾病；③冠心病、心力衰竭、严重的心律失常等心血管疾病；④颈椎病；⑤耳部疾病；⑥长期疲倦、压力过大、紧张、睡眠不足等精神心理因素。

影像检查咨询台

　　头晕的影像学检查很重要，但不能盲目，应该有选择性地进行检查。

①脑血管问题，如脑动脉粥样硬化或高血压等所导致的脑供血不足，可选择头颅 CT、磁共振成像平扫以及 CT、磁共振血管成像和灌注成像检查。②颈椎问题，血管型颈椎病导致的头晕，可选择颈部 X 线、CT 平扫、磁共振成像平扫以及 CT 血管成像、磁共振血管成像或超声血管成像检查。③心脏疾病、心脏供血不足引起的头晕，可选择心脏超声、心脏 CT 血管成像、磁共振成像或 SPECT 心肌显像检查。④耳源性病变所致头晕（梅尼埃病、耳石症等）可选择 CT 或磁共振成像检查。总体而言，头晕时的影像学检查以磁共振成像为首选。

⚠ 特别提醒

头晕发作时，应立即停止工作，特别是从事驾驶及高危工作时，应特别注意安全，头晕时或头晕缓解后，需要及时就医咨询。

头晕患者常常需要测量血压，了解血压情况；进行血常规检查排除贫血，耳科检查排除耳部疾病，眼科检查排除白内障和眼底病变。

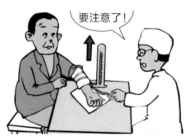
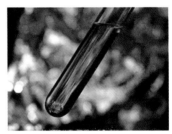

测血压　　　　　　　　　　血常规检查

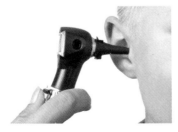
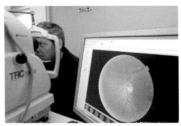

耳部检查　　　　　　　　　　眼底检查

3. 意识障碍

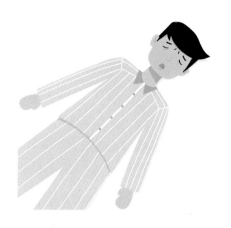

健康小贴士

　　意识障碍是指人对周围环境及自身状态的识别和觉察能力出现障碍。多由高级神经中枢功能活动受损所引起，可表现为嗜睡、意识模糊和昏睡，严重的意识障碍称为昏迷。

　　嗜睡是指陷入持续的睡眠状态，但可被唤醒；昏睡是指接近不省人事的状态，不易唤醒；昏迷是指意识持续的中断或完全丧失。

病因

　　意识障碍的主要原因包括颅内疾病和颅外疾病（全身性疾病）两方面。颅内疾病包括脑血管病、脑肿瘤、脑外伤、癫痫、颅内感染、脑部脱髓鞘性病变。颅外疾病包括急性感染性疾病、内分泌与代谢性疾病（内源性中毒）、外源性中毒、水电解质平衡紊乱、物理性损害等。

▣ 影像检查咨询台

意识障碍患者的影像学检查很重要，但应该根据可能病因选择适合的检查。

（1）脑血管病（严重脑出血、脑梗死），首选颅脑 CT 平扫检查，患者情况允许和配合时可行磁共振成像检查，磁共振成像检查能更详细地反映脑组织结构受损程度。怀疑严重脑炎、脑膜炎时，首选磁共振成像检查。

（2）严重颅脑外伤，首选颅脑 CT 平扫，快捷简便，利于随时观察患者的生命状态以及检查其他部位的外伤。对于轻度的意识障碍，可做颅脑磁共振成像平扫进一步诊断。弥漫性轴索损伤患者首选磁共振成像的磁敏感加权成像（SWI）检查。

（3）重症肺炎时，胸部 X 线平片及 CT 检查是必需的。怀疑中毒、电解质紊乱导致的意识障碍也需进行颅脑 CT 或磁共振成像检查排除脑内疾病。总体而言，能够配合的意识障碍患者应首选颅脑磁共振成像检查，患者难于配合躁动者，应选择颅脑 CT 检查。

⚠ 特别提醒

意识障碍患者应注意安全防护措施，特别是昏迷患者，要注意保持呼吸道通畅，防止误吸和褥疮。要结合病史和实验室检查结果全面排除中毒、

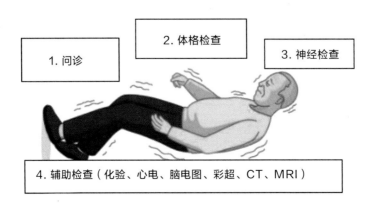

细菌性痢疾、高温、触电、高原反应、水电解质紊乱、原发的内分泌及代谢性疾病等导致的意识障碍。

4. 抽搐

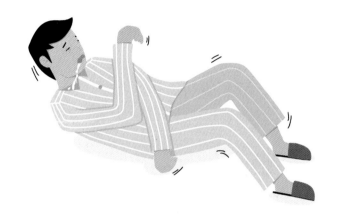

健康小贴士

　　抽搐是全身或局部骨骼肌群不能自控的抽动或强烈收缩，常引起关节的运动和强直。临床表现为肌肉"不听使唤"的不随意运动，此时触摸肌肉会有紧张且发硬，甚至肌肉外表变形。

📖 病因

抽搐的病因包括脑部疾病及全身性疾病两个大的方面。

脑部疾病主要包括：①脑部感染：脑炎、脑膜炎、脑脓肿、脑结核等；②颅脑外伤；③脑肿瘤：包括原发性肿瘤、脑转移瘤；④脑血管疾病：如脑出血、脑梗死、蛛网膜下腔出血、高血压脑病、脑缺氧等；

⑤脑寄生虫病：如脑型疟疾、血吸虫病、包虫病、囊虫病等；⑥其他可能原因：如先天性脑发育障碍、原因未明的大脑变性等。

全身性疾病主要包括：①感染：急性胃肠炎、中毒型菌痢、链球菌败血症、中耳炎、百日咳、狂犬病、破伤风等。②中毒：内源性中毒，如尿毒症、肝性脑病；外源性中毒，如酒精、苯、铅、砷、汞、氯喹、阿托品、樟脑、白果、有机磷等中毒。③心血管疾病：如高血压脑病等。④代谢障碍：如低血糖、低钙及低镁血症、子痫等。其中低血钙可表现为典型的手足搐搦症。⑤其他可能原因：如突然撤停安眠药、抗癫痫药，还可见于热射病、溺水、窒息、触电等。

📱 影像检查咨询台

抽搐患者待抽搐缓解后才能进行影像学检查，并根据可能病因选择头颅 CT 和磁共振成像检查。大部分抽搐由脑部病变引起，如脑肿瘤、脑炎、脑脓肿、脑发育异常、外伤后的软化灶等，应首选磁共振成像检查，CT 可作为重要补充。PET 和 SPECT 虽能反映脑内的血流及代谢改变，但价格昂贵，有辐射损害，不推荐使用。X 线及超声检查诊断价值有限。全身性病因引起的抽搐，依据具体情况选择合适的影像学检查。

⚠ 特别提醒

当发生抽搐时，应注意保护好患者的舌头，防止舌咬伤。特别要防止摔伤，注意周围环境的安全。

抽搐患者，要注意询问病史、体格检查，结合实验室检查综合分析诊断，确定病因，对因治疗。脑电图也是抽搐患者的重要检查手段。

第二节 五 官

1. 眼球突出

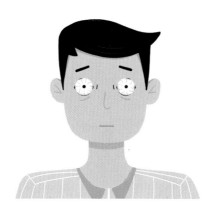

健康小贴士

　　眼球突出是指各种原因引起眼球向前移位的一种异常临床表现，患者可以自己发现或被别人发现，或就诊时被医生发现。

　　眼球突出的主要危害有眼睛不能闭合，结膜、角膜外露引起水肿、充血、溃烂、感染等，最终可能失明。

病因

　　眼球突出的常见原因有：①甲状腺相关性疾病；②眼眶肿瘤；③眼眶炎症性疾病；④眼部血管性疾病；⑤眼外伤。

🔲 影像检查咨询台

CT 检查操作简便，成像速度快，可以发现软组织肿块，对于肿块内钙化检出率高，对于骨质破坏及骨折显示清晰，可作为怀疑肿瘤性及外伤性眼球突出的首选检查方法。磁共振成像检查在钙化及骨质显示方面不如CT，其优势在于发现肿瘤、鉴别肿瘤及判断肿瘤是否向颅内蔓延。超声检查可以显示眼球内部、眼球壁及眼球后软组织情况等。数字减影血管造影（DSA）检查能明确诊断血管破裂出血引起的突眼（如颈内动脉海绵窦瘘），同时可以在 DSA 引导下进行介入治疗。PET/CT 与 PET/MR 主要用于眼部肿瘤的诊断与鉴别。

⚠ 特别提醒

对于甲状腺相关性突眼除了眼部影像学检查外，还应做甲状腺功能和甲状腺本身的影像学检查。眼球突出的原因确定后，应在医生指导下积极治疗。

2. 视物模糊

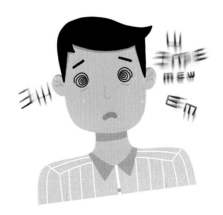

健康小贴士

　　视物模糊就是指视力下降，看东西模糊不清，可以是缘于多种眼科疾病，也可能是其他全身疾病引起的并发症，或者并非疾病，而是外界干扰导致。

　　视物模糊造成的主要危害是影响日常工作与生活，可能引起心理障碍和精神疾病。

病因

　　能引起视物模糊的病因较多，如眼部炎症（角膜炎、全眼球炎）、屈光不正（近视、远视、散光）、青光眼、白内障、眼部肿瘤等眼科疾病，高血压与糖尿病眼病、脑卒中、垂体瘤等其他部位或全身性疾病。

影像检查咨询台

　　影像检查可发现视物模糊的可能原因，所以当有视物模糊的时候有必要进行影像检查。CT 和磁共振成像对眼部肿瘤、颅内肿瘤、颅内出血、脑积水等疾病引起的视物模糊有明显优势。超声检查能很好地观察晶状体、玻璃体、脉络膜、视网膜情况。PET/CT 与 PET/MR 主要用于眼部肿瘤的诊断。

特别提醒

　　视物模糊应及时就医，根据临床医生的判断，还需要做视力测试、裂隙灯检查、眼底检查和相关的实验室检查等。

3. 耳鸣

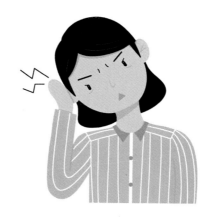

　　耳鸣是累及听觉系统的许多疾病不同病理变化的结果，病因复杂，机制不清，主要表现为无相应的外界声源或电刺激，而主观上在耳内或颅内有声音感觉。在临床上它既是许多疾病的伴发症状，也是一些严重疾病的首发症状如听神经瘤。

　　耳鸣可能造成听力困难、失眠及精神压力。

📖 病因

　　引起耳鸣的常见病因有两大类，一是先天性病因，主要是外耳道畸形、中耳畸形和内耳发育畸形，如鼓室前庭及导水管发育畸形等。二是后天性原因，主要包括中耳炎、鼓膜穿孔、感冒、脑肿瘤、听神经瘤、药物中毒、高血压、贫血、神经衰弱、血管性疾病和精神异常等。

影像检查咨询台

高分辨 CT 是查找耳鸣原因较为常用的影像检查方法，可以明确有无先天发育畸形、炎症、肿瘤、颞骨骨折等。磁共振成像检查主要用于显示相关肿瘤性疾病以及前庭神经和蜗神经发育的情况等。

特别提醒

耳鸣患者还需要临床上进行音叉实验、耳镜检查和电测听检查等。确定原因后，尽快治疗。

4. 听力下降和耳聋

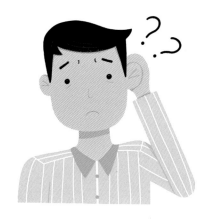

健康小贴士

听觉系统中传音、感音及其听觉传导通路中的听神经和各级中枢发生病变，引起听功能障碍，产生不同程度的听力减退，统称为耳聋。一般认为语言频率平均听阈在 26 dB 以上时称之为听力减退或听力障碍。根据听力减退的程度不同，又称之为重听、听力障碍、听力减退、听力下降等。听力减退常伴有耳鸣。

病因

听力下降（耳聋）分为传音性、感音性和混合性听力下降。传音性听力下降常由耵聍（耳屎）、鼓膜疾病、中耳炎、听骨链中断、鼓室硬化症等引起。感音性听力下降多为耳硬化症、梅尼埃病、先天性畸形、急慢性炎症、药物中毒、创伤、老年性听力下降等导致。

影像检查咨询台

听力下降需要做影像学检查，以便尽可能地找到原因。高分辨CT是最佳检查方法，可明确有无外耳、中耳、内耳先天发育畸形，听骨链异常，以及炎症和肿瘤等。磁共振成像检查在显示外耳、中耳、内耳相关肿瘤性疾病及前庭神经、蜗神经的发育情况方面独具优势。

特别提醒

听力下降和耳聋尚需做耳镜检查、音叉实验、电测听等耳科专业检查。应早确定原因，早进行治疗。

5. 口唇紫绀

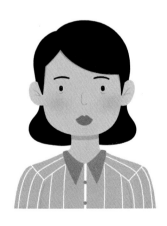

健康小贴士

口唇紫绀又称口唇发绀，是指缺氧导致血液中去氧血红蛋白增多，出现皮肤和黏膜呈青紫色改变的一种临床表现。这种改变常发生在皮肤较薄、色素较少和毛细血管较丰富的部位，如口唇、指（趾）和甲床等，其中以口唇最为明显。

病因

口唇紫绀主要原因包括：①肺炎、阻塞性肺气肿、弥漫性肺间质纤维化、肺淤血、肺水肿、急性呼吸窘迫综合征、肺栓塞、原发性肺动脉高压等严重呼吸系统疾病；②法洛四联症、艾森曼格综合征等存在右向左分流的先天性心脏病；③右心衰竭、心包炎、心包填塞等后天性心脏病；④高铁血红蛋白血症、硫化血红蛋白血症和先天性高铁血红蛋白血症等血液系统疾病。

影像检查咨询台

发现口唇紫绀时，必要的影像学检查有助于快速找到发病原因。CT检查有利于诊断各种肺部疾病导致的发绀，是非常重要的影像学检查。对于心脏病导致的口唇发紫，心血管超声检查可以发现先天性和后天性心脏病，以及对心脏功能进行有效评价。磁共振成像由于能同时检查血管和心脏结构，在准确诊断先天性心脏病导致的发绀方面独具优势。

特别提醒

口唇紫绀的原因众多，诊断时需要经过专科医生详细的病史询问和体格检查，判断发绀类型，分析大致原因，并通过影像学检查找到具体病因和疾病。对于血液中血红蛋白异常导致的发绀需要结合抽血等实验室检查。

第三节　胸　部

1. 咳嗽

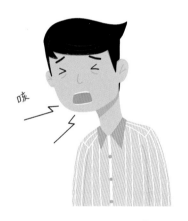

健康小贴士

　　咳嗽是人体清除呼吸道内分泌物或异物的保护性呼吸反射动作，通过咳嗽产生呼气性冲击动作，能将呼吸道内的异物或分泌物排出体外；但剧烈长期咳嗽会导致呼吸道出血，咳嗽可伴有或不伴有咳痰。

　　咳嗽可影响休息和睡眠，造成情绪波动。频繁剧烈咳嗽可出现缺氧和呼吸困难，诱发肺气肿、气胸等。

病因

引起咳嗽的原因包括呼吸系统疾病、胸膜疾病、心血管疾病、中枢神经因素以及其他因素如药物、过敏反应、运动等。

影像检查咨询台

咳嗽时通常选择两种影像检查即 X 线胸片和 CT 检查：X 线胸片相对快捷，价格低廉，辐射程度小，缺点是有些小病灶会被掩盖或者无法显示；CT 图像清晰、分辨率高，能检出小病灶，相对 X 线胸片而言价格较高，患者接受射线量较多。常规推荐胸片检查，当临床症状与胸片表现不符时，咳嗽病人需要进行 CT 检查。磁共振成像检查在呼吸系统疾病的应用相对较少。

⚠ 特别提醒

咳嗽是多种疾病和因素所致的一种非特异性症状，临床上进行确诊时必须详细询问病史，除了胸部 X 线和 CT 检查以外，气道反应性测定、肺功能、心电图、纤维支气管镜及一些特殊检查如过敏源检测都有可能使用。

2. 咳痰

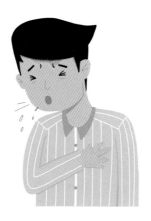

健康小贴士

咳痰是借助咳嗽将气管、支气管的分泌物或肺泡内的渗出液排出的表现。在正常情况下，为保持呼吸道的湿润，以及吸附吸入的尘埃、细菌等微生物，呼吸道的腺体也会不断有小量分泌物排出，但一般不感觉有痰。在呼吸道的反复感染、异物、过热过冷的空气、刺激性气体、香烟或过敏因素的刺激下，支气管分泌大量痰液时会出现明显的咳痰症状。咳痰伴随咳嗽，可能影响休息和睡眠，可引起胸痛。

病因

引起咳痰的主要原因是呼吸系统疾病，如炎症、结核、肿瘤、寄生虫病、过敏性疾病、职业病等，心血管疾病如心力衰竭等也能导致咳痰。

影像检查咨询台

咳痰的病因主要是呼吸系统和心血管系统疾病，临床常用的检查方法是 X 线胸片和 CT 检查；X 线胸片（DR）检查应作为首选检查，当临床症状与胸片表现不符时，需要进行 CT 检查。磁共振成像和超声检查对于呼吸系统检查应用很少，主要应用于心血管系统疾病的诊断。

特别提醒

影像检查对于咳痰的病因诊断固然重要，但临床上痰液检查必不可少，临床表现和病史也不可或缺，另外实验室检查可以获得病原学和血液方面的诊断依据。

3. 咯血

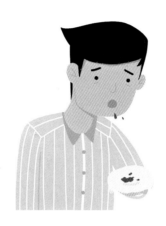

健康小贴士

　　咯血是喉及喉部以下呼吸道任何部位的出血，经口腔咯出。咯血常伴有咳嗽等呼吸道症状；出血外观呈鲜红色，并夹杂有痰液或泡沫。

　　咯血可因血液（块）阻塞呼吸道造成窒息甚至死亡。

病因

　　肺结核、支气管扩张、肺脓肿、肺部肿瘤等呼吸系统疾病是引起咯血的常见原因，其他原因还包括：①风湿性心脏病、高血压性心脏病、肺动脉高压等循环系统疾病；②白血病、血友病、再生障碍性贫血等全身出血倾向性疾病；③外伤；④其他少见疾病。

▨ 影像检查咨询台

咯血常用的影像检查方法有 X 线胸片和 CT 检查。X 线胸片是筛选和动态观察病变的最基本和有效方法，但其缺陷是对小病灶和被重叠的病灶不能发现，对咯血患者病因诊断价值较小。CT 能看到肺内细节，可以明确部分咯血病因，因此，CT 是诊断咯血最有效的影像检查手段。怀疑肿瘤病变和血管病变引起的咯血，CT 检查时要平扫与增强同时进行。大量咯血时可选择具有诊断和治疗作用的数字减影血管造影（DSA），明确出血部位，并进行选择性支气管动脉栓塞，抢救生命。

超声和磁共振成像一般不用于咯血的病因诊断和影像检查。

⚠ 特别提醒

咯血时临床表现与病史以及实验室检查对诊断也至关重要，临床医师会依据咯血的具体情况进行相应的影像学和实验室检查。

4. 胸痛

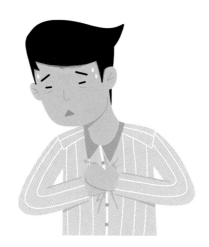

健康小贴士

　　胸痛是由于多种病因刺激气管、支气管、胸膜、心脏及主动脉、末梢神经所致的胸部疼痛。临床上要特别注意急性胸痛的诊断与治疗。

病因

　　胸痛的常见原因包括：①急性皮炎、皮下蜂窝织炎、带状疱疹、肋间神经炎等胸壁疾病；②心绞痛、急性心肌梗死、心肌炎、急性心包炎、动脉夹层、肺梗死等心血管疾病；③胸膜炎、胸膜肿瘤、自发性气胸、肺炎等呼吸系统疾病；④纵隔炎、纵隔脓肿、纵隔肿瘤等纵隔疾病以及肝脓肿、脾梗死、胆囊结石、胆囊炎等其他疾病。

影像检查咨询台

　　胸痛可供选择的影像检查有 X 线胸片、CT、磁共振成像（MRI）、数字减影血管造影（DSA）、超声与核素成像。X 线胸片检查适合呼吸系统疾病引起的胸痛患者。胸腹部 CT 检查能为胸腹腔大部分疾病提供可靠的诊断依据。CT 血管成像（CTA）是急性胸痛的首选检查，也是冠心病筛查的重要方法。怀疑急性胸痛三联征（急性心肌梗死、肺动脉栓塞和主动脉夹层）的患者可直接进行 DSA 检查，以便及时地进行血管内治疗。

　　MRI、超声与 PET/CT 不适用于急性胸痛患者的检查。

特别提醒

　　胸痛是一个症状，病因多样，需要临床医生根据病情选择适合的物理检查和影像学检查。通过询问病史、心电图、体格检查判断是否有急性心肌梗死、肺动脉栓塞和主动脉夹层这三大威胁患者生命的疾病至关重要。心电图是早期快速识别急性冠脉综合征的重要检查。

5. 心慌

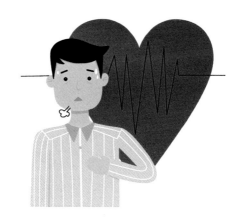

健康小贴士

　　心慌医学上称为心悸，是人们主观上感觉心脏跳动不安的不适感。心慌可以是疾病的征兆，也可能是剧烈运动、精神高度紧张或高度兴奋时的正常心理感受。

病因

　　心慌可以因心脏活动的频率、节律或收缩强度的改变而导致，也可能是特定状态下的正常生理反应。其中病理原因导致的心慌主要包括：心律失常、高动力循环状态引起心脏收缩增强、各种器质性心脏病或心脏神经官能症等。

▨ 影像检查咨询台

心慌常用的影像学检查包括 X 线检查、CT 血管成像、心脏超声、心脏磁共振成像等。心脏超声可以动态显示心腔内结构、心脏的搏动和血液流动，对于心慌病人是首选的影像学检查。X 线检查可以了解心脏和大血管的大小、形态、位置、轮廓及搏动情况，从而为临床诊断与病情判定提供必要的帮助。CT 血管成像有助于筛查冠心病，明确冠状动脉有无狭窄以及狭窄的程度。心脏磁共振成像主要用于心肌和心包疾病的检查。

⚠ 特别提醒

心慌原因较多，必须经专科医生详细询问病史，进行相关影像学检查，并结合血常规、心电图、心肌酶等检查，检查无异常者，才能考虑是否为神经功能性症状。通过影像学检查，绝大多数心慌的原因特别是器质性心脏病可以明确诊断。

6. 呼吸困难

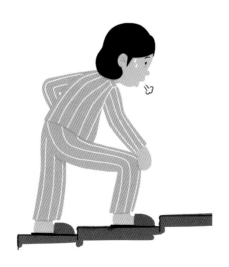

健康小贴士

呼吸困难是指主观上感到空气不足、呼吸费力；客观上表现为呼吸运动用力，严重时可出现张口呼吸、鼻翼扇动，甚至会出现嘴唇发绀，并且可有呼吸频率、深度、节律的改变。严重的呼吸困难病人有濒死感，需急诊处理。

病因

造成呼吸困难的原因有：①呼吸系统疾病：哮喘、肺炎、间质性肺病、慢性阻塞性肺病、胸腔积液、气胸、肿瘤等；②心血管系统疾病：心力衰竭、心包积液、缩窄性心包炎等；③血液系统疾病：贫血、高铁血红蛋白血症、硫化血红蛋白血症或一氧化碳中毒等；④其他少见原因：中毒、神经精神因素、心理疾病等均可引起呼吸困难。

影像检查咨询台

引起呼吸困难的病因很多，明确诊断尤为重要，其中影像检查为常规手段，怀疑呼吸系统疾病时可以选择 X 线胸片或 CT 检查，X 线胸片可作为初步筛查手段，而 CT 是诊断呼吸系统疾病，查找呼吸困难病因的最有效的影像检查手段。心血管系统疾病可以选择 X 线胸片、超声、CT 和磁共振成像检查，X 线胸片能直观显示心影大小，是初步筛查手段；超声操作便捷，对心内结构显示好并可进行心功能成像，是心血管疾病首选检查方法；磁共振成像是心血管疾病超声检查的重要补充检查手段，在超声检查未明确原因时，可选择使用。

⚠ **特别提醒**

要根据呼吸困难患者的病情合理选择影像检查，针对不能平卧的严重呼吸困难患者，就不适合选择需要患者平躺检查的 CT、磁共振成像，此外血液系统疾病以及代谢性疾病或中毒性疾病需要通过病史和实验室检查而明确病因和诊断。

7. 吞咽困难

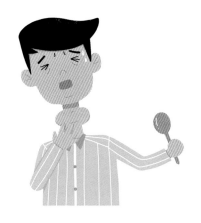

健康小贴士

吞咽困难是指食物由口腔经食管通过贲门受到阻碍的系列症状，多因口咽、食管运动功能障碍或狭窄所致，可因情绪因素而使症状加重。可伴随流涎、咽痛、吞咽痛、声嘶、胃灼热、反酸及胸痛、贫血、消瘦、进食障碍及营养不良等，偶有液体反流入鼻腔，可能并发吸入性肺炎。

病因

吞咽困难常由食管本身病变如食管肿瘤、异物、食管肌层疾病等引起；食管外病变挤压食管如纵隔肿瘤、心脏扩大等以及食管运动功能障碍、精神类疾病亦可引起吞咽困难。

影像检查咨询台

吞咽困难可选择的影像检查主要有 X 线钡餐造影、CT 和磁共振成像。食管 X 线钡餐造影检查可以对食管功能异常、异物、精神类疾病导致的吞咽困难做出鉴别，还可以对食管癌做出诊断，缺点是不能显示病变周围情况；CT 与磁共振成像检查可以对食管肿瘤及食管外侵犯做出诊断，磁共振成像对早期食管癌有更高的诊断价值；PET/CT 对食管良恶性肿瘤的鉴别有一定价值，并有助于恶性肿瘤纵隔及远处转移病变的评估。

⚠ 特别提醒

吞咽困难最常见的原因为食管癌，应引起高度重视，除尽早进行影像检查外，纤维食管镜检查也是必要的，通过活检可做出最后诊断，并可与其他食管疾病鉴别。经临床确定吞咽困难的其他原因和疾病后，应在临床医生指导下积极进行相关治疗。

8. 乳腺疼痛

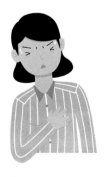

健康小贴士

乳腺疼痛是指各种原因造成的乳腺区域的疼痛。乳腺疼痛可表现为持续性疼痛、压痛、胀痛、隐痛或钝痛和放射痛等。周期性乳腺疼痛是其中最常见的一种，其与女性患者的月经周期存在一定的相关性。非周期性乳腺疼痛的发生与月经周期没有关系，疼痛的部位大多出现在乳腺外上象限，疼痛的程度或重或轻，发病可以呈持续性或者呈间歇性。乳腺癌常在晚期出现疼痛。

病因

引起乳腺疼痛的疾病较多，常见的有急性乳腺炎、乳腺肿块、乳腺增生、乳腺导管扩张综合征和乳腺癌晚期。不同原因造成的乳腺疼痛临床表现也不同。

影像检查咨询台

乳腺疼痛常用的影像检查方法包括乳腺 X 线摄影、超声和磁共振成像检查。乳腺 X 线摄影能发现肿瘤性病变，尤其对微小钙化敏感性较高，是目前乳腺病变检查和体检的首选检查；超声检查简便易行，无创、无辐射、费用低，患者易于接受，可发现和鉴别肿瘤及非肿瘤病变，是乳腺疾病最常用的检查；磁共振成像有极好的软组织分辨力，无辐射损害，是目前乳腺疾病最好的影像学检查，但由于价格昂贵，尚不能普及。

特别提醒

在做各种乳腺影像检查时，应选择月经后 7~14 天进行，此时雌激素水平较低，乳腺增生程度较轻，对影像检查影响较小。乳腺疼痛的病因确定应充分结合临床与实验室检查综合诊断。

9. 乳头溢液

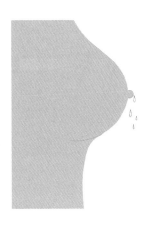

健康小贴士

乳头溢液可分为生理性溢液和病理性溢液。生理性溢液是指妊娠和哺乳期的泌乳现象、口服避孕药或镇静药引起的双侧乳头溢液；生理性溢液无月经异常，不需处理。病理性溢液是指非生理情况下，一侧或双侧来自一个或多个乳腺导管的间断性、持续性溢液。从数月到数年的乳头溢液，多由于疾病导致。

病因

引起病理性乳头溢液的原因较多，主要包括以下几个方面的疾病。①乳腺疾病：如乳腺导管扩张症、乳管内乳头状瘤、乳腺增生、感染以及乳腺癌等；②中枢神经系统疾病：如间脑及其附近组织肿瘤、泌乳素腺瘤、松果体肿瘤、垂体功能亢进、肢端肥大症等；③内分泌系统疾病：如原发性甲状腺功能低下、肾上腺肿瘤等；④药物副作用：如氯丙嗪、吗啡、利血平、吗丁啉、胃复安以及避孕药等激素类药物，可引起人体的内分泌功能紊乱、刺激泌乳素分泌，导致乳头溢液；⑤乳腺的局部刺激和全身的应激反应：如经常玩弄或吸吮乳头、严重的精神创伤等因素，也可导致催乳素出现一过性增高而引发乳头溢液。

🔲 影像检查咨询台

乳头溢液的病因诊断对于治疗有着关键性作用，目前，用于乳头溢液的影像学检查方法主要有选择性乳腺导管造影、乳腺 X 线摄影、超声和磁共振成像检查。乳腺超声检查对乳腺肿块或结节有极高的敏感性、快捷、无创、安全，从而成为乳头溢液的首选影像检查，应常规使用。乳腺 X 线导管造影主要对乳腺导管走行、形态及其内异常病变显影，临床操作方便，对乳头病理性溢液患者可以优先选择。X 线摄影具有良好的对比度及高空间分辨率，尤其对微小钙化敏感性高，简单易行，辐射剂量低，是检查乳头溢液的重要方法。磁共振成像具有极好的软组织分辨力，无辐射，是目前乳腺最好的影像检查。对于中枢神经系统和内分泌系统疾病诊断的检查方法主要是 CT 和磁共振成像检查，后者对于中枢神经系统疾病检查优势明显，CT 对于肾上腺疾病检查较为便捷。

⚠️ 特别提醒

除了影像检查外，乳头溢液实验室检查也很重要，溢液细胞学检查简单、方便，能早期发现乳腺癌。肿块针吸细胞学检查对乳头溢液伴有乳内肿块者的诊断正确率可达 96%。活体组织检查是确诊乳头溢液病因的最可靠方法。其他辅助检查如近红外线乳腺扫描对乳晕区导管疾病所引起的溢液的阳性诊断率可达 80%~90%。乳头溢液的另一重要检查是乳腺导管镜检查，可发现导管内占位。

第四节 腹 部

1. 消化不良

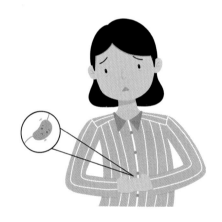

健康小贴士

　　消化不良是一组以慢性上腹疼痛或不适为主的包括餐后饱胀、早饱、上腹灼热、腹胀、恶心、呕吐、嗳气等表现的上消化道症候群。这些症状虽然可能源于某些器质性疾病，但更多是功能性的，即常规临床诊断检查未能发现器质性疾病，约 1/3 的消化不良患者会影响工作及生活质量。

病因

消化不良主要分为器质性消化不良和功能性消化不良。器质性消化不良可见于消化系统的各种疾病，以消化性溃疡和胃食管反流最为常见；功能性消化不良可见于胃肠动力障碍、内脏感觉过敏、胃的容受性舒张功能下降、感染和遗传心理因素等。

影像检查咨询台

影像学检查主要用于排除器质性疾病，胃肠道纤维内窥镜是消化不良最常用的检查，主要观察有无胃及十二指肠溃疡、食管炎等。腹部超声、CT、磁共振成像检查可用来明确肝、胆、胰腺、胃肠道等腹部脏器有无肿瘤等器质性病变。

特别提醒

功能性消化不良需要在全面病史采集和体格检查的基础上，排除腹部器质性疾病之后才能做出诊断。

2. 恶心、呕吐

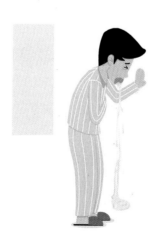

健康小贴士

恶心、呕吐绝大多数为病理状态，可以单独或合并发生。恶心是一种难受的、欲吐的主观感受，常为呕吐的前奏。呕吐是通过胃的强烈收缩迫使胃或部分小肠内容物由食管经口腔急速排出体外。常常伴随皮肤苍白、出汗、流口水或血压异常。长期呕吐可造成营养不良。

病因

恶心、呕吐的主要原因包括：①腹部急性病毒或细菌性炎症、胃肠道梗阻、胆囊炎、肝炎、胰腺炎等消化系统疾病；②低钠血症、代谢性酸中毒、营养不良等内分泌代谢性疾病；③脑肿瘤、感染、脑血管病、脑外伤、脑积水等神经系统疾病；④晕动症、妊娠呕吐、脏器疼痛以及药物等其他原因。

影像检查咨询台

恶心、呕吐属于临床急症，及时而正确的影像学检查，对于明确病因至关重要，这将直接影响患者的治疗及预后。针对不同部位疾病所推荐的影像学检查也不同。胸部疾病及肠梗阻引起的呕吐首选胸、腹部 X 线摄影检查；肝、胆、胰腺及其他腹腔脏器引起的呕吐推荐选择腹部 B 超、CT 或磁共振成像检查；脑部病变引起的呕吐选择头部 CT 或磁共振成像检查；胃、十二指肠、小肠、结肠病变引起的恶心、呕吐可以选择 X 线摄影、上消化道钡餐、CT、磁共振成像或纤维内窥镜检查。

⚠ **特别提醒**

恶心、呕吐是比较常见的临床症状，常常与腹痛、腹泻等症状伴随发生，引起上述症状的原因也较多，因此，除了以上各种影像检查手段之外，还需要根据临床表现、抽血化验等实验室检查进行综合判断。当然，首先要排除是否有急腹症（肠梗阻、消化道穿孔等）的存在。

3. 呕血

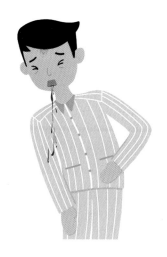

健康小贴士

呕血是血液经口呕出，是上消化道出血表现之一，可为鲜红色、暗红色、棕褐色，常伴有胃内容物。可伴随有头晕、心慌、出汗、晕厥、脉搏加快、血压下降及休克等。

⊕ 病因

呕血的常见原因包括胃、十二指肠溃疡，急性糜烂性胃炎，食管和胃底静脉曲张破裂出血，食管癌，胃癌。引起呕血的其他疾病有食管炎、食管异物；肝脏、胆道疾病，胰腺疾病及血液系统疾病等。

📱 影像检查咨询台

呕血原因复杂，影像学检查是探寻呕血病因必不可少的检查手段。怀疑肿瘤性呕血患者，需要进行 CT 或磁共振成像检查。吞服锐利的消化道异物（如鱼刺、骨头、枣核、假牙、钉子、刀片等），需先行 CT 扫描，切忌盲目进行食道钡棉透视检查或直接用内镜取出异物。食管胃底静脉曲张的患者首选 CT 增强扫描，可以清晰地显示曲张血管，并且观察有无危险分流血管。

数字减影血管造影（DSA）检查既可以诊断呕血，又可以及时治疗。对于消化道动脉和静脉性大量出血导致的呕血需要做 DSA 检查，如胃溃疡引起急性出血时，胃镜不易止血、内科保守治疗效果差，而选择性血管造影能明确出血部位，利用适当的栓塞材料，对出血血管进行栓塞止血；肝硬化引起的食道 - 胃底静脉破裂出血，经选择性血管造影并栓塞，可以达到止血目的。

⚠ 特别提醒

呕血量较大时十分危险，明确其病因非常重要。除了上述影像检查方法之外，在无检查禁忌证的情况下，急诊胃镜（出血 24~48 小时内）也是明确上消化道出血病因的重要检查方法，它有助于发现出血部位和原因。另外，还需要做必要的实验室检查：如血常规、出凝血时间、呕吐物的隐血试验、肝功能及血肌酐、尿素氮、红细胞压积测定等。

4. 便血

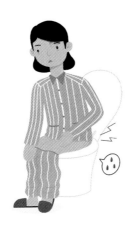

健康小贴士

　　便血是血液由肛门排出，颜色鲜红、暗红或黑色，粪便颜色多与消化道出血部位有关。可伴有腹痛、里急后重、黄疸、发热、全身出血倾向、皮肤改变、腹部肿块等。

病因

　　便血的主要原因包括：痔疮、肛裂和肛瘘、小肠、结直肠肿瘤和息肉、肠结核、Crohn病、结肠炎、肠套叠等。

影像检查咨询台

　　便血的原因很多，常常需要进行影像检查明确病因，指导治疗。X线结肠造影一般用于结肠、回盲部病变的检查，但是要求大出血停止3天后才可进行，因此，X 线结肠造影不适于便血的急诊检查。CT 和磁共振成像的平扫及增强扫描比 X 线造影能更清晰地显示小肠及结直肠的病变情况、周围器官情况和血管情况，是便血患者的重要检查方法。超声可以了解肠腔的狭窄、肠内容物的性状、肠壁的肥厚、肿瘤性病变等腹腔内诸多信息，可作为便血的筛查手段。婴幼儿肠套叠的影像诊断主要靠超声和空气灌肠检查。空气灌肠检查是诊断肠套叠的首选方法，并可进行透视下复位。数字减影血管造影（DSA）检查常用于活动性大出血患者，既可以明确出血位置又可以做栓塞止血治疗。

⚠ **特别提醒**

便血的原因不同，引起血便的颜色、出血量也不同。除了影像学检查方法之外，内窥镜检查对发现便血的原因和定性诊断具有重要价值。另外，大便常规化验检查、血常规、其他相关的实验室检查（血清肿瘤标志物、炎症指标等）也是必要的临床辅助检查，有助于便血病因的确定和鉴别。便血还经常伴随有腹痛、里急后重、发热、全身出血倾向等其他并发症状，需要充分结合临床进行综合判断。

5. 腹胀与腹痛

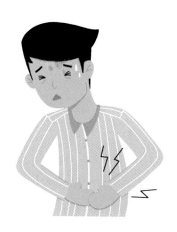

健康小贴士

腹胀是患者主观上感觉腹部的一部分或全腹部胀满的一种症状和感受，是常见的消化系统症状之一，而非一种疾病。

腹痛顾名思义就是腹部一部分或全腹的疼痛，也是一种主观感觉，腹痛的性质和强度不仅受病变情况和刺激程度的影响，还受神经和心理等因素的影响。

腹胀和腹痛常常并存发生。

病因

腹胀的常见原因包括：消化道器官病变（包括胃肠、肝胆胰等）引起的胃肠道胀气、腹腔内液体积聚过多、腹腔内肿块或脏器包膜牵张、食物或药物代谢过程中产生过多气体、应激（包括心理、感染等）、其他系统疾病（心、肾、内分泌、神经、血液等）引起的胸腹腔积液等。

腹痛包括急性腹痛和慢性腹痛。急性腹痛的常见原因：①急性胃肠炎、胆囊炎、胰腺炎、急性阑尾炎等腹腔脏器急性炎症；②胃及十二指肠溃疡穿孔、脾脏破裂、异位妊娠破裂等腹部脏器穿孔或破裂；③急性肠梗阻、腹股沟疝嵌顿、肠套叠、肾与输尿管结石等腹腔脏器阻塞或扩张；④急性胃扭转、卵巢囊肿蒂扭转、肠扭转等腹腔脏器扭转；⑤肠系膜动脉急性阻塞，急性门静脉血栓形成，腹主动脉夹层动脉瘤等腹腔内血管阻塞；⑥腹壁挫伤、腹壁带状疱疹、急性心肌梗死、腹型过敏性紫癜等其他疾病。

慢性腹痛的常见原因：反流性食管炎、慢性胃炎、慢性胆囊炎、慢性胰腺炎、结核性腹膜炎、炎症性肠病、胃十二指肠溃疡、腹腔内脏器的慢性扭转或梗阻等。

▣ 影像检查咨询台

腹痛、腹胀病因较多，尤其急腹症患者病情进展快，应早发现、早诊断、早治疗。影像检查可发现腹部脏器的多种疾病，如肠道梗阻、泌尿系结石、脏器的炎症及肿瘤等。腹部 X 线检查对急腹症和腹部阳性异物和阳性结石有较高诊断价值。X 线消化道造影是查找腹痛、腹胀原因的常用检查。超声检查主要用于检查胆道和泌尿系结石，是腹部的常规检查。CT 在腹部疾病的诊断与鉴别诊断中起主导作用，不仅能够检查出肿瘤，还可了解肿瘤向外侵犯程度，与周围器官及组织间的关系。目前，磁共振成像检查扫描速度显著提升，已广泛用于腹部检查，但急腹症不推荐使用磁共振成像检查。

⚠ 特别提醒

腹胀是消化道梗阻的主要症状之一，因此，影像学检查主要目的在于判断有无消化道梗阻以及明确原因和发病部位。腹痛也是腹部疾病较多见的临床症状，病因复杂多样，往往与其他症状并存，因此，在影像学检查的基础上，也要综合临床相关检查，如纤维内窥镜、实验室检查等进行诊断和鉴别。

6. 腹泻

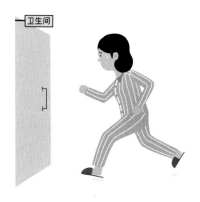

健康小贴士

　　腹泻是指排便次数明显超过平日习惯的次数，粪质稀薄，水分增加，或含未消化食物或脓血、黏液，俗称"拉肚子"。可伴随腹痛、发热、里急后重、营养不良、消瘦、水肿和乏力等。

病因

　　腹泻的常见病因有：病毒、细菌或寄生虫引起的肠道感染，食物中毒，农药中毒，胃肠道肿瘤，小肠吸收不良，肠易激综合征，药物不良反应，以及甲状腺功能亢进、糖尿病等全身性疾病。

影像检查咨询台

　　医生让腹泻患者做影像检查，是为了获取有效的影像资料，辅助临床诊断和治疗。腹泻患者的首选筛查方法是腹部超声，可以了解肠腔的狭窄、肠内容物的性状、肠壁的肥厚、肿瘤性病变等腹腔内诸多信息。腹部 X 线平片、X 线钡餐和钡灌肠检查可显示胃肠道病变、运动功能状态、胆结石、胰腺或淋巴结钙化，明确部分腹泻病因，但肠完全性梗阻不适宜钡餐检查。CT 和磁共振成像检查可以显示消化道管壁的形态、厚度和血供情况，还可以显示病变与周围组织的关系以及有无转移等，是判断炎症、肿瘤性疾病的有效评估方法。

特别提醒

　　腹泻患者还要进行必要的实验室检查，如粪便检查，包括外观、镜检细胞、原虫、隐血，以及大便细菌培养、粪便脂肪检查等。怀疑小肠吸收不良性腹泻，应选择小肠吸收功能试验。血液检查包括血常规、电解质、血气分析、肝肾功能检查等。纤维内窥镜检查对肠道肿瘤和炎症病变具有重要诊断价值。黏膜活检有助于发现早期恶性肿瘤、癌前病变和某些寄生虫。

7. 便秘

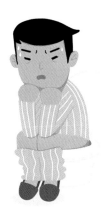

健康小贴士

便秘是指粪便干结量少、排便次数减少，排便困难或费力、排便不畅。可伴有便不尽感、腹痛腹胀、食欲减退、恶心、呕吐、痉挛性腹痛、腹部肿块、便血、贫血等。

病因

便秘分为功能性便秘和器质性便秘。功能性便秘与进食纤维素过少、情绪紧张、结肠运动功能紊乱、腹肌和盆肌力量不足、结肠冗长等有关。器质性便秘常见原因有：肛门及肛周病变、腹盆腔肿瘤压迫、结肠梗阻（结直肠良/恶性肿瘤、Crohn病、先天性巨结肠、肠扭转、肠套叠）和药物副作用。

影像检查咨询台

长期便秘需要进行影像检查，帮助临床医师确定病因。X线排粪造影是首选检查，不仅可判断肠道运输能力，还能显示肠道的异常发育及整体的病变情况。

CT、超声与磁共振成像均可显示腹腔或肠道肿瘤的具体病变情况及毗邻关系，是便秘时针对肿瘤性病变的常用检查手段，特别是磁共振成像检查在结直肠癌的诊断和分期上优于CT和超声。PET/CT对某些疾病如直肠癌、盆腔转移瘤、淋巴瘤等恶性肿瘤的整体评价有优势。神经系统疾病引起的便秘应选择磁共振成像检查脑部和脊髓。

特别提醒

除了影像学检查外，纤维结肠镜检查结合活检病理可以发现肠道肿瘤并进行定性诊断。另外，其他一些检查如肛管直肠压力测定、盆底肌电图、结肠传输功能实验等，也有助于鉴别一些非肿瘤性疾病（如肠道功能性改变）引起的便秘。日常生活中，一些便秘也与生活习惯有关，比如少吃辛辣刺激食物，养成定时排便的习惯有助于预防便秘。

8. 黄疸

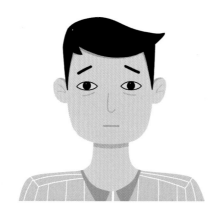

健康小贴士

> 黄疸是由于血清中胆红素升高引起皮肤、巩膜和黏膜黄染的临床表现。大便颜色变浅或呈白陶土色，尿液颜色加深，可伴胃肠道症状、皮肤瘙痒、视力障碍、发热、腹痛等。

病因

黄疸的常见原因有：新生儿溶血、各类型肝炎、酒精或药物性肝损伤、胆道梗阻（结石、肿瘤）、不同血型输血后的溶血等。

影像检查咨询台

成年人黄疸影像学检查的主要目的是确定是否有梗阻性黄疸及其原因，对病变进行准确定位和定性。超声常为黄疸的首选检查，对胆道结石诊断很有效。CT、磁共振成像的平扫和增强检查对于胆管癌、胰腺癌及十二指肠肿瘤引起的胆道梗阻诊断准确率高。经内镜逆行性胰胆管造影（ERCP）是诊断胆道梗阻病因的金标准，但其有创且观察范围有限而不作为首选检查，无创性的磁共振胰胆管水成像（MRCP）是 ERCP 的重要补充。新生儿胆红素脑病应选择脑部磁共振成像检查。

特别提醒

黄疸只是一种症状，而非疾病，其鉴别诊断非常重要。除了影像学检查外，临床还需进行血常规、尿常规、黄疸指数测定、血清胆红素定量试验，尿液中胆红素、尿胆原、尿胆素检查，血清酶学检查，血胆固醇和胆固醇酯测定，免疫学检查等。另外，还需要和假性黄疸鉴别。假性黄疸见于过量进食含有胡萝卜素的胡萝卜、南瓜、西红柿、柑橘等食物。胡萝卜素只引起皮肤黄染，而巩膜表现正常；老年人球结膜有微黄色脂肪堆积，巩膜黄染不均匀，以内眦较明显，皮肤无黄染。假性黄疸时血胆红素浓度正常。

9. 尿频尿急

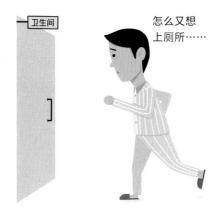

健康小贴士

　　尿频是指单位时间内排尿次数增多；尿急是指一有尿意即需立即排尿，常常由于无法控制而出现尿失禁。尿频和尿急常常同时发生，可伴随发热、腰痛、血尿、脓尿和尿道口分泌物等。尿频尿急可影响正常工作与生活。

病因

　　尿频和尿急常见于下尿路疾病，其常见原因有：尿道感染、膀胱炎、膀胱肿瘤、膀胱结石、肾结核、前列腺炎、前列腺癌、子宫内膜炎、阴道炎、子宫及直肠肿瘤等。

📱 影像检查咨询台

针对尿频尿急的病因诊断，影像检查必不可少，但不同病因可选择不同的影像检查技术。膀胱癌、前列腺增生及前列腺癌时常用超声进行初筛，而为了确诊或已经确诊需要手术时则选择磁共振成像检查，因为磁共振成像能更好地显示病变及周围情况，为手术提供指导。

对于泌尿系结石，超声可作为首选影像检查，但易受肠道气体干扰；CT可清晰明确地显示尿路结石的数量、大小、部位及肾脏、输尿管情况，因此，CT是泌尿系统结石最好的检查方法；X线平片不易显示小结石，价值有限。

⚠ 特别提醒

尿频尿急除影像检查外，离不开实验室检查，即我们通常所说的尿液检查和抽血化验，实验室检查能明确是否有泌尿生殖系统炎症以及是何种病原体感染、血糖是否增高、是否有肾功能异常等。此外，还要结合临床表现和病史综合诊断。

10. 排尿困难

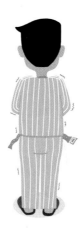

健康小贴士

> 　　排尿困难指排尿费力且有排不尽感，须增加腹压才能排出尿液，病情严重时增加腹压也不能将膀胱内尿液排出体外，导致尿潴留。常与尿频、尿急等症状同时存在。

病因

排尿困难的主要原因包括机械性梗阻和动力性梗阻。机械性梗阻主要见于前列腺增生、膀胱结石、膀胱肿瘤、子宫肌瘤等。动力性梗阻可见于颅脑或脊髓损伤和周围神经疾病等。

影像检查咨询台

排尿困难患者的影像学检查很重要，但应该根据可能病因选择合适的检查。①对于机械性梗阻原因造成的排尿困难，首选盆腔超声检查。超声检查方便，费用低且普及率高，可清楚显示前列腺增大情况以及女性有无子宫肌瘤压迫膀胱等。也可行盆腔磁共振成像检查，磁共振成像检查有助于区分良性前列腺增生和前列腺癌，准确性优于超声。②对于动力性梗阻原因造成的排尿困难，可做颅脑和脊髓磁共振成像检查进一步明确诊断。

特别提醒

发现排尿困难应及时就医，通过询问病史，结合临床表现、影像学检查及尿液检查找到原因，对因治疗。

11. 血尿

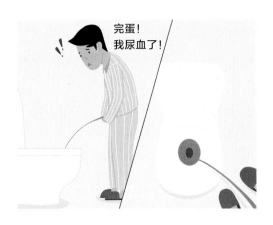

健康小贴士

　　血尿指尿液中的红细胞异常增多，轻症者仅显微镜下红细胞增多，称为镜下血尿；出血量多者尿色常呈洗肉水样、浓茶色或红色，称为肉眼血尿。可伴有尿频、尿急、尿痛、发热、腹部肿块、乳糜尿、贫血、高血压等。

病因

　　引起血尿的原因很多，绝大多数由泌尿系统本身的疾病引起，全身性疾病及泌尿系邻近器官疾病也可引起血尿。泌尿系疾病常见于感染、结石、肿瘤、多囊肾、先天畸形、外伤等；全身性疾病常见于血液病、感染性疾病、内分泌代谢疾病。偶尔一次血尿也可见于健康人。

影像检查咨询台

影像学检查有助于查找血尿病因，超声检查简便易行，是血尿患者的常规检查。X线平片可发现约90%的泌尿系阳性结石，CT诊断泌尿系阳性结石优于X线平片。CT和磁共振成像检查可清晰显示泌尿系统、男性生殖系统和女性生殖系统肿瘤、先天畸形、外伤及血管性病变等。

泌尿系影像检查特别是膀胱检查需要适度憋尿。

特别提醒

正常尿液为淡黄色透明液体，但尿液颜色受饮食、药物、运动及疾病等多种因素的影响。尿色变红不一定都是血尿，在出现尿色变红时，需排除药物性血尿、运动性血尿、大量食用某些食物等引起的假性血尿，血尿的化验检查应作为常规检查，以鉴别真假血尿和血尿的来源。内镜检查也是血尿病因诊断与治疗的重要手段。

12. 阴道出血

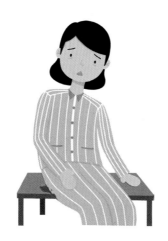

健康小贴士

阴道异常出血是指非月经周期、妊娠期间或绝经后出现的不正常阴道出血，可来自生殖道任何部位。阴道出血可伴有下腹部疼痛，严重者伴有贫血。

病因

阴道出血分为生理性和病理性出血。新出生女婴的阴道出血多为生理性出血。幼女阴道出血多为阴道异物、性侵犯、外伤引起。青春期女性阴道出血多为功能失调性子宫出血、生殖器肿瘤、血液病。育龄期女性阴道出血常为内分泌异常、生殖系统炎症、妊娠、宫内节育器、肿瘤。老年女性阴道出血主要为子宫内膜增生、炎症息肉和肿瘤所致。

影像检查咨询台

阴道出血除了常规做妇科检查外，影像学检查有助于寻找原因。超声检查普及率高，费用低，可探及血流信号，是子宫、卵巢疾病的首选检查。磁共振成像检查软组织分辨率高且无辐射危害，是子宫、卵巢、阴道和盆底良恶性肿瘤的优选检查，也是阴道出血病因查找的优选检查。CT具有较高的密度分辨力，是女性盆腔畸胎瘤的有效检查方法。

特别提醒

出现阴道异常出血，应当及早就医。如果妊娠期出现阴道出血，应立即就医，需排除流产、前置胎盘、胎盘早剥等可能。除影像学检查外，临床表现和病史以及宫腔镜检查对阴道异常出血的诊断也非常重要。诊断病理性阴道出血尚需排除生理性阴道出血。

13. 不孕

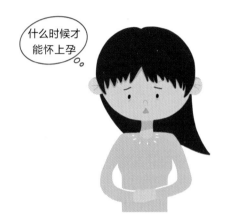

什么时候才能怀上孕

健康小贴士

　　不孕是指婚后未避孕、有正常性生活、夫妻同居1年和1年以上而未受孕者。主要分为原发不孕及继发不孕。原发不孕为从未受孕；继发不孕为曾经怀孕以后又不孕。根据这种严格的定义，不孕是一种常见的问题，大约影响到至少10%~15%的育龄夫妇。

病因

　　不孕双方，女性因素占40%~55%，男性因素占25%~40%，共同因素占20%~30%，不明原因占10%。女性不孕的病因中输卵管病变、排卵障碍各占40%，子宫因素、宫颈因素和免疫因素占10%，不明原因占 10%。男性不育因素主要为精子生成障碍、精子运动受阻、精子本身异常。性生活障碍、缺乏性生活次数和精神高度紧张也是不孕的原因。

⬛ 影像检查咨询台

X 线子宫输卵管造影、超声和磁共振成像是不孕患者的主要影像学检查方法。超声检查是诊断不孕的常用手段，超声监测卵泡发育可判断女方有无排卵。子宫输卵管 X 线造影是诊断不孕症的常用方法，能够连续、动态地显示充盈时子宫宫腔及输卵管的形态，可以判断子宫有无畸形、宫腔内有无占位，可以通过观察对比剂在输卵管内的走行情况来判断输卵管是否通畅，有无积水、粘连；可以通过观察对比剂在盆腔内的弥散情况来判断盆腔内有无粘连、有无积水等，是不孕女性常用的影像学检查方法，X 线摄影检查可协助发现肺结核。磁共振成像可检查垂体病变，并且能很好发现女性子宫、卵巢以及男性睾丸、精囊和前列腺病变。

⚠ 特别提醒

影像学检查对不孕部分病因的诊断十分重要，但临床和病史也至关重要。就诊时，要详细告知医生男女双方婚育史、有无结核史、健康情况、生活方式、用药史、女性月经史及性生活情况，是否存在生殖道炎症、外生殖器发育异常等。尚需关注垂体、肾上腺、卵巢和甲状腺激素水平。

第五节　骨骼与肌肉

1. 颈肩腰腿痛

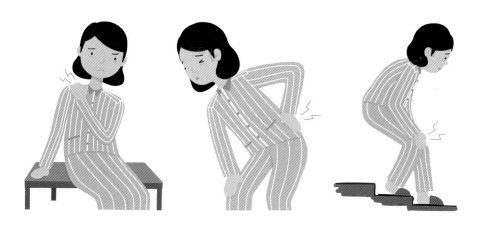

健康小贴士

　　颈肩腰腿痛是指颈部、肩部、腰（背）部、腿部关节、韧带、肌肉软组织的疼痛。临床上非常常见，以中老年人多见。

　　颈肩腰腿痛可能造成生活不便，严重者生活不能自理。

🔍 病因

　　颈肩腰腿痛的原因甚多，退行性改变是各部位慢性疼痛的最重要原因。外伤、炎症、肿瘤、骨坏死和梗死、先天畸形、骨质疏松、周围神经压迫、少数全身性疾病等均可引起不同范围和不同程度的颈肩腰腿痛。

🅱 影像检查咨询台

引起颈肩腰腿痛的病因较多，在治疗前明确诊断十分必要。疼痛部位的 X 线平片检查是最基本的影像检查，可较好地显示骨骼改变。CT 在显示骨骼改变方面比 X 线平片更胜一筹，且能较好显示软组织病变，是检查颈肩腰腿痛的重要影像检查手段，是 X 线平片检查的重要补充。磁共振成像能够很好地检出肌肉、肌腱、韧带和骨骼异常，应作为颈肩腰腿痛患者的常规检查。PET/CT 主要用于肿瘤性病变的检查。

⚠ 特别提醒

颈肩腰腿痛的病因很多，影像检查除 X 线平片、CT 和磁共振成像外，骨密度检查对于骨质疏松引起的颈肩腰腿痛也可以提供重要信息。临床上还需注意一些风湿、类风湿等炎症性、自身免疫性疾病引起的颈肩腰腿痛，除了影像学检查外，还需要结合抽血化验检查如血常规和红细胞沉降率、类风湿因子测定等。对于软组织疾病引起的疼痛，也需要结合肌电图检查。颈肩腰腿痛治疗前，务必做影像学检查，以排除肿瘤性疾病，防止误诊误治。

2. 关节痛

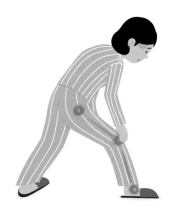

健康小贴士

关节痛是指由关节本身或全身性疾病而引起的关节局部疼痛，常伴有关节红肿和活动受限。

病因

关节本身及全身性疾病均可引起关节痛。常见的原因包括退行性关节炎、感染性关节炎和全身性疾病对关节的侵犯，关节骨骼和周围软组织病变也可表现为关节痛。

影像检查咨询台

影像学检查对关节痛的病因诊断有很大帮助，可以早发现、早诊断、早治疗，并可对治疗效果进行评估。X线检查可以发现关节骨有无骨质疏松、关节边缘侵蚀、关节间隙狭窄、关节畸形、关节强直，可作为退行性骨性关节炎、类风湿性关节炎及急性化脓性关节炎的基本检查方法。CT检查能显示关节面下的骨质改变，较常规X线检查能更好地发现骨质细微变化，可作为X线检查的重要补充。磁共振成像检查可全面评价关节腔积液、滑膜受累增厚、软骨及软骨下骨破坏和软组织受累等，应作为关节痛的重要检查方法或首选检查。

特别提醒

关节痛的病因多样，影像学检查至关重要。应该先确定关节痛的病因和诊断，再行治疗。关节痛的病因诊断，尚需结合病史、临床表现，特别是实验室检查。常见的实验室检查项目包括血常规、尿常规、红细胞沉降率、C- 反应蛋白、类风湿因子和血尿酸等。

第三章　疾病篇

第一节　头　部

1. 脑出血

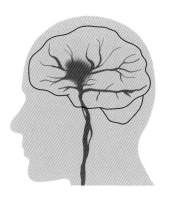

健康小贴士

　　脑出血是由于脑血管破裂，血管内的血液流到血管外而形成的脑内血肿，主要临床表现有偏瘫、失语、头痛、意识障碍甚至昏迷，是一种致死率、致残率很高的疾病。常见病因包括：①中老年人以高血压、脑动脉硬化多见；②儿童及青少年多为先天性脑血管畸形和血管炎；③脑外伤；④白血病、脑炎、脑肿瘤等疾病继发出血。

影像检查咨询台

脑出血发病急、进展快，需要及时救治，而 CT 在各级医院普及率高，检查时间短，且价格相对低廉，同时急性期脑出血在 CT 上一目了然，所以怀疑脑出血应首先选择 CT 检查。查找病因还应做 CT 增强检查或 CT 血管成像检查。数字减影血管造影（DSA）检查既可明确某些病因，又可进行引导下的血管内治疗，如动脉瘤破裂时的弹簧圈栓塞，以及血管畸形破裂的栓塞等。磁共振成像对脑急性微出血（如弥漫性轴索损伤）非常敏感，对出血病因的确定较优，亚急性期与慢性期脑出血磁共振成像检查更具优势。因此，对能配合的患者，脑出血时 CT 和磁共振成像可同时检查，以便更全面了解出血情况。

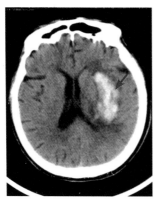 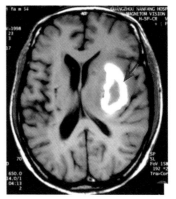

急性脑出血	亚急性脑出血
脑部 CT 横断面平扫图像，可见左侧基底节区片状高密度出血（箭头）	脑部磁共振横断面 T1WI 图像，可见左侧基底节区片状高信号（箭头）

⚠ 特别提醒

患有高血压的人群如若在饮酒、情绪激动等情况下突然出现头痛和肢体活动障碍要考虑脑出血的可能，应以最快的速度送至医院检查，依据出血的具体情况选择内科保守治疗、外科手术治疗或血管内介入治疗等治疗手段。

2. 脑梗死

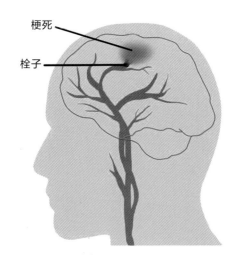

梗死

栓子

健康小贴士

脑梗死是指各种原因导致的脑部血液供应障碍，局部脑组织缺血、缺氧性坏死而迅速出现相应神经功能缺损的一类临床综合征。常见于高血压和糖尿病患者。主要表现为很快出现的口角歪斜，一侧肢体无力、麻木，饮水呛咳，头晕，凝视甚至昏迷等。脑梗死的常见原因包括脑血管壁病变、血液成分改变、血流动力学改变和其他部位血管内栓子的脱落，最常见的原因是颈动脉或脑动脉粥样硬化。

◉ 影像检查咨询台

脑梗死是一个急症，需要迅速做出诊断，磁共振成像的弥散加权成像可在脑梗死后几分钟看到异常，因此，建议超急性期脑梗死进行磁共振成像检查。为了判断缺血情况，指导治疗，可同时进行磁共振脑灌注成像与脑血管成像。CT 平扫作为一种常用影像检查手段，可能在 20 小时内仍无法确定脑梗死，其在急性脑卒中患者中的主要应用是排除脑出血，但结合 CT 灌注成像与 CT 血管成像有助于发现早期脑梗死和寻找责任血管。

数字减影血管造影（DSA）可清晰显示颅内血管情况，能进一步明确是脑内的哪一支血管堵塞引起的梗死，同时可进行血管内溶栓治疗和取栓治疗。

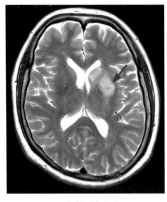 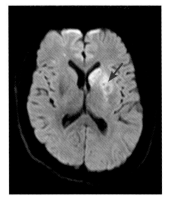

亚急性脑梗死

亚急性脑梗死

脑部磁共振横断面 T2WI 图像显示左侧基底节区亚急性梗死灶呈高信号（箭头）

脑部磁共振横断面弥散加权图像显示左侧基底节区亚急性梗死灶呈高信号（箭头）

⚠ 特别提醒

不少医院有脑卒中诊疗中心和绿色检查通道，若怀疑脑梗死，应立即就近就医，争取及时进行动脉、静脉溶栓治疗或动脉取栓治疗。

3. 颅内动脉瘤

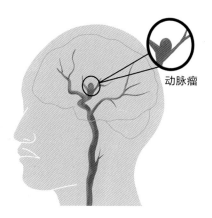

动脉瘤

颅内动脉瘤是脑动脉管壁局部先天性缺陷和腔内压力增高引起的囊性膨出，可大可小，是造成蛛网膜下腔出血的主要病因，也可造成脑出血。临床上一般没有症状，而在体检中发现，但大的动脉瘤可产生局部压迫症状。动脉瘤破裂可引起脑出血和／或蛛网膜下腔出血而出现头痛、恶心、呕吐、偏瘫、昏迷等。

引起颅内动脉瘤的可能原因分为先天性和后天性，其中后天性原因主要包括动脉硬化、感染和创伤。

影像检查咨询台

脑磁共振血管成像无须注射对比剂、无辐射、简便易行，可作为脑动脉瘤体检筛查的首选检查。CT 增强扫描和 CT 血管成像可显示直径很小的动脉瘤，可作为磁共振血管成像检查的补充。脑数字减影血管造影（DSA）是诊断颅内动脉瘤的金标准，能显示动脉瘤的部位、大小、形态、数目，由于其创伤性，多于介入治疗时使用。CT或DSA检查均需注射含碘对比剂，需要关注碘对比剂的过敏问题。

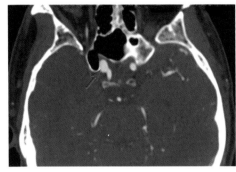 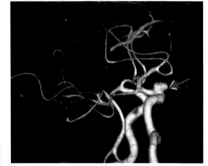

颅内动脉瘤   颅内动脉瘤

脑部增强CT横断面图像，显示右侧颈内动　脑部CT血管成像，显示右侧颈内动

脉海绵窦段局限膨大（箭头）　　　　　　脉局限性外突的动脉瘤（箭头）

⚠ **特别提醒**

对于长期高血压和动脉硬化的中老年人，建议进行脑血管的体检筛查，争取对脑动脉瘤早发现、早治疗，规避脑出血的发生风险。

4. 脑外伤

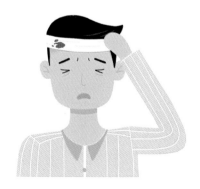

健康小贴士

脑外伤是由交通事故、坠落、跌倒等外力因素导致的颅脑损伤，战时则多因火器伤造成。脑外伤因损伤的部位、程度不同而临床表现有别，主要表现有局灶性运动，感觉、言语、视觉、听觉异常，以及头痛、呕吐、视乳头水肿等，严重者可有不同程度的意识障碍甚至呼吸、心搏骤停等。

脑外伤的种类见下图。

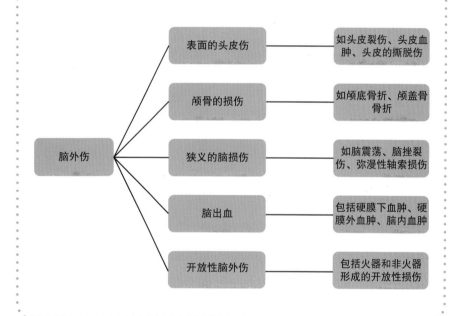

影像检查咨询台

脑外伤患者需要及时救治，常选择成像时间短、简单易行的方法，总体而言应首选 CT 检查。磁共振成像检查对脑挫裂伤、弥漫性轴索损伤、少量硬膜下（外）出血的显示优于 CT。磁共振磁敏感加权成像（SWI）对脑内微小出血有更高的检出能力，因此，对于常规磁共振成像和 CT 检查脑部正常者，进行磁敏感加权成像检查很有必要。CT 对颅骨有无骨折显示较优，磁共振成像对颅内病变显示较好。由于脑外伤是一个急症，应根据患者当时情况选择 CT 或磁共振成像检查。

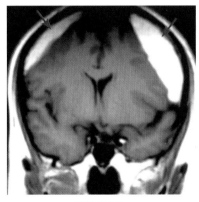

硬膜外血肿

脑部磁共振冠状面 T1WI 图像，显示双侧额顶部梭形高信号（箭头）

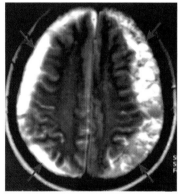

硬膜下血肿

脑部磁共振横断面 T2WI 图像，显示双侧额顶部长条带状混杂高信号（箭头）

⚠ **特别提醒**

发生脑外伤后，应首先到急诊室就诊，急诊医生全面评估后，根据情况进行相应的影像学检查，然后根据病情需要安排住院手术、观察还是院外保守治疗。

5. 脑肿瘤

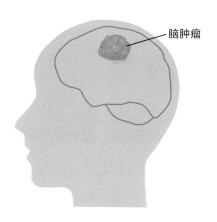

脑肿瘤

健康小贴士

　　脑肿瘤是良性脑肿瘤和恶性脑肿瘤的总称，可发生于任何年龄，以 20~50 岁多见。其临床表现可因肿瘤的良恶性、大小、部位以及有无转移而不同。主要临床表现有癫痫发作、头痛、视乳头水肿、运动和智力障碍。鞍区和松果体区肿瘤可影响神经内分泌系统，导致生长发育迟缓、性早熟等。

📱 影像检查咨询台

　　磁共振成像是脑肿瘤的首选检查，多种检查技术的应用，既能准确定位，又能最大限度地对肿瘤定性。CT 易于显示颅内肿瘤的钙化，是脑肿瘤磁共振成像检查的重要补充。数字减影血管造影（DSA）检查仅在拟进行栓塞（化疗）的脑肿瘤患者中应用。

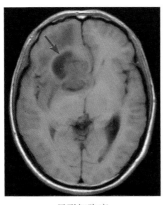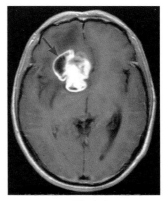

星形细胞瘤

星形细胞瘤

脑部磁共振横断面 T1WI 图像，
右侧额叶可见团块状不均匀低
信号的肿瘤影（箭头）

脑部磁共振横断面增强图像，
显示右侧额叶肿瘤呈不均匀
明显强化（箭头）

⚠ **特别提醒**

由于脑肿瘤的种类繁多，需要依据肿瘤部位、大小、性质（良性、恶性）、脑积水、病变强化情况以及当时患者的病情综合考虑，选择最佳的治疗方案。

6. 病毒性脑炎

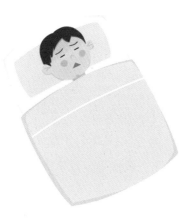

健康小贴士

病毒性脑炎是由各种病毒感染引起的柔脑膜（软脑膜和蛛网膜）或脑实质弥漫性炎症为主的临床综合征。主要表现有发热、头痛、呕吐、精神行为异常、肢体无力或活动异常等。幼儿可表现为哭闹不止、发热等。常见致病病毒有：肠道病毒（脊髓灰质炎病毒、柯萨奇病毒A和B、埃可病毒等）、流行性腮腺炎病毒、疱疹病毒（单纯疱疹病毒及水痘－带状疱疹病毒）、腺病毒等。

影像检查咨询台

磁共振成像可早期发现病毒性脑炎的脑部改变，因此成为病毒性脑炎的首选检查和常规检查。在无磁共振的医疗单位，CT也是一个不错的选择。需要特别强调的是，少数病毒性脑炎临床及实验室检查已确诊，但磁共振成像与CT上仍无异常发现。X线平片、超声及PET/CT对病毒性脑炎无诊断价值。

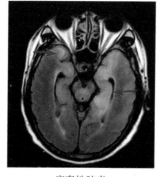 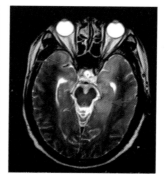

病毒性脑炎

病毒性脑炎

脑部磁共振横断面T2 FLAIR序列图像，双侧颞叶、海马可见斑片状高信号（箭头）

脑部磁共振横断面T2WI图像，显示双侧颞叶、海马呈斑片状高信号（箭头）

⚠️ **特别提醒**

怀疑病毒性脑炎时，脑脊液常规与病原学检查是必需的。病毒性脑炎应注意临床表现、脑脊液检查与影像学检查的综合性诊断。

第二节 五 官

1. 眼眶肿瘤

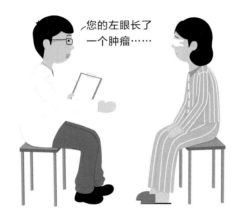

健康小贴士

　　眼眶肿瘤是眼眶部各种组织的细胞异常过度增殖所形成的肿块，包括眼眶原发性肿瘤和继发性肿瘤。眼眶肿瘤较小时可无临床症状，随着肿瘤的生长可出现流眼泪、眼球突出、眼球移位、视力下降等临床表现。良性肿瘤多生长缓慢、无疼痛；恶性肿瘤多生长迅速，伴有疼痛，发生转移时可以出现转移部位的相关症状。

📱 影像检查咨询台

CT 检查操作简便，成像速度快，不仅可以发现肿瘤，而且对于眼眶的骨质破坏显示清晰，可作为眼眶肿瘤的首选检查。磁共振成像对眼眶肿瘤的显示以及肿瘤向周围侵犯的显示优于 CT。由于磁共振成像对骨质破坏的显示不如 CT，而眼眶周围骨质较多，因此常需结合眼眶 CT 来进行诊断。超声对海绵状血管瘤诊断有较高的价值，可测定肿瘤的大小、位置及与周围结构的关系，但对于眼球后的小肿瘤诊断价值不高。PET/CT 与 PET/MR 可用于眼眶肿瘤的良恶性鉴别。

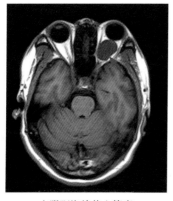 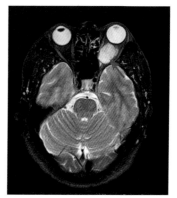

左眼眶海绵状血管瘤 　　　　　左眼眶海绵状血管瘤

眼部磁共振横断面 T1WI 图像， 　*眼部磁共振横断面 T2WI 图像，*
左侧眼球后方可见一类圆形中 　*左侧眼球后方可见一类圆形高*
等信号的肿瘤（箭头） 　　　　*信号、边界清晰的肿瘤（箭头）*

⚠️ 特别提醒

眼眶肿瘤除影像学检查外，还需充分结合临床进行诊断。部分患者需要做一些特殊的眼科检查，如视野、眼底造影等，必要时进行病理穿刺和组织活检确定肿瘤性质。

2.眼内异物

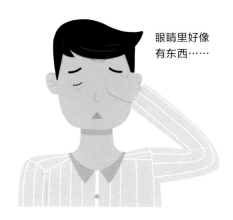

眼睛里好像
有东西……

健康小贴士

　　眼内异物是指导致眼球外伤的异物穿破眼球存留在眼内。主要表现为眼部刺激、疼痛、流泪、睁眼困难、视力障碍等，可发生继发感染。眼内异物的种类多种多样，如金属、玻璃、沙石、砖块、木块、塑料等。

影像检查咨询台

　　过去通常使用 X 线照片诊断眼内异物，但此法主要适用于金属类异物。CT 可以更清楚地判断异物的形状及位置，适用于金属和大多数非金属异物，为眼内异物的首选检查方法。磁共振成像设备相当于一个大磁铁，可能会和金属异物发生相互吸引，引起二次损伤，一般不用于金属异物的检查，主要适用于非金属异物检查。超声检查也可以诊断眼内异物，不仅能显示各种金属异物，而且对 X 线无法显示的非金属异物也可能清晰显示。

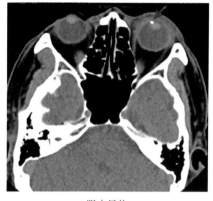 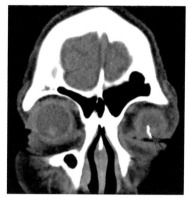

眼内异物

眼部 CT 横断面图像显示左眼前房内可见高密度的金属异物（箭头）

眼内异物

眼部 CT 冠状面重建图像显示左眼前房内可见短条状高密度的金属异物（箭头）

🔲 特别提醒

详细询问外伤史，这对明确异物的性质至关重要，根据异物的可能性质才能选择合适的影像学检查方法。同时需要专科医生检查患者视力、角膜、巩膜、玻璃体和晶状体等。大的异物可能累及颅内或重要血管结构，需进行详细准确的影像学检查。

3. 中耳炎

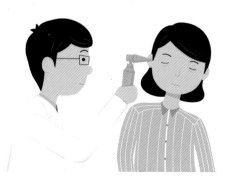

健康小贴士

　　中耳炎是累及中耳全部或部分结构的炎性病变，好发于儿童，包括分泌性中耳炎、急性化脓性中耳炎、胆脂瘤型中耳炎和气压损伤性中耳炎。中耳炎的主要临床表现有耳痛、耳鸣和听力减退。严重时还会出现其他的一些症状，如鼓膜穿孔后会出现血水样脓性分泌物。引起中耳炎的主要环节是咽鼓管功能障碍，具体原因包括鼻咽部的炎症、肿瘤和外伤等。

影像检查咨询台

　　高分辨CT是检查中耳炎的最佳方法，可明确中耳炎所累及的位置、范围、类型，同时提供病变周围结构的解剖信息，为治疗提供重要的参考价值。磁共振成像既可以用于诊断中耳炎，也能很好地显示中耳炎引起的颅内并发症如脑膜炎、脑脓肿、静脉窦血栓等。X线平片已很少用于中耳炎的诊断。

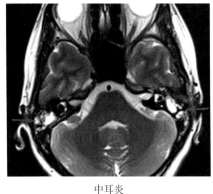

中耳炎

颞部磁共振横断面 T2WI 图像，双侧中耳乳突区可见点片状高信号（箭头）

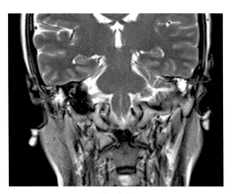

中耳炎

颞部磁共振冠状面 T2WI 图像，双侧中耳乳突区可见点片状高信号（箭头）

⚠ **特别提醒**

中耳炎是一种常见病，大部分患者通过临床表现和耳科检查可以确诊。耳科检查包括鼓膜检查、听力检查、咽鼓管功能检查、耳镜检查及实验室检查等。对于儿童患者，警惕颅内感染的发生。怀疑有颅内并发症的患者更需要影像学检查，特别是磁共振成像检查。

4. 鼻骨骨折

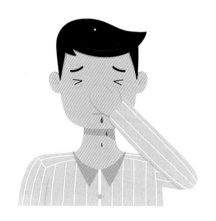

健康小贴士

鼻骨骨折是指外伤后单侧或两侧鼻骨的连续性中断。主要临床表现有鼻部局部肿胀、变形、塌陷、鼻出血、鼻塞和视力下降等，可影响面部的外形及鼻腔的通气功能。多由直接暴力所致，如拳击、意外撞击、运动外伤和交通事故等。

📷 影像检查咨询台

X 线检查方便、快捷，可显示鼻骨骨折形态，但对于鼻根部及鼻骨细小骨折观察不佳。CT 可以更加准确地显示骨折类型、数目和移位情况，为首选检查方法，但对于骨折新鲜程度的判断以及眼部和颅内并发症的显示应密切结合磁共振成像检查。建议怀疑鼻骨骨折的患者，CT 和磁共振成像同时检查。

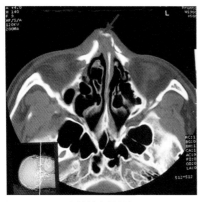

鼻骨粉碎性骨折   鼻骨粉碎性骨折

颅底 CT 横断面图像，显示鼻骨骨质
不连续和断端错位（箭头）

颅底 CT 冠状面重建图像，显示鼻骨骨质
不连续和断端错位（箭头）

⚠️ 特别提醒

涉及伤情鉴定的鼻骨骨折，需要在公安机关或检察院、法院指定的医院进行检查，由具有鉴定资质的专科医生出具鉴定报告。进行伤情鉴定时尽量同时携带 CT、磁共振成像图像资料和伤情鉴定申请书，最好患者亲自前往。

5. 鼻窦炎

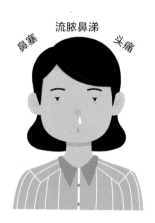

鼻塞　流脓鼻涕　头痛

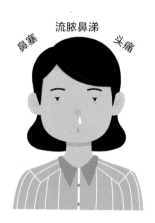

健康小贴士

　　鼻窦炎是累及一个或多个鼻窦黏膜的炎症性疾病，多见于儿童，常与鼻炎同时存在，也称为鼻-鼻窦炎。典型症状是鼻塞、脓涕，头闷胀痛、嗅觉下降，受累鼻窦压痛。慢性鼻窦炎较急性鼻窦炎更常见，急性鼻窦炎临床症状重，慢性鼻窦炎临床症状轻。慢性鼻窦炎常在影像检查时发现。引起鼻窦炎的原因有感染、变态反应、鼻腔鼻窦解剖学异常等。

📱影像检查咨询台

　　CT是目前诊断鼻窦炎的常用检查方法。磁共振成像检查较CT更为敏感准确，可确定鼻窦炎的急慢性以及伴发囊肿与息肉的性质，是鼻窦炎的重要检查方法。X线平片诊断鼻窦炎的价值有限，可看见窦腔因为炎症渗出物导致的密度增高，透光度降低，有时可看见窦腔内气体和液体形成的液气平面，但对窦腔黏膜显示欠佳。

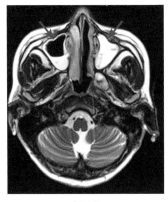

鼻窦炎

鼻窦磁共振横断面 T2WI 图像，显示双侧上颌窦黏膜增厚，右侧上颌窦可见液气平面，左侧上颌窦被病变完全充填（箭头）

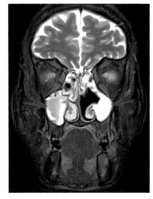

鼻窦炎

鼻窦磁共振冠状面 T2WI 图像，显示双侧上颌窦黏膜增厚、窦腔消失（箭头）

⚠ **特别提醒**

鼻窦炎的诊断主要依靠影像学检查，可根据患者配合程度选择 CT 或磁共振成像检查。了解病史特别是有无过敏史，有助于指导治疗。

6. 鼻与鼻窦肿瘤

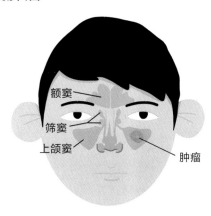

健康小贴士

鼻与鼻窦肿瘤指鼻与鼻窦在各种致瘤因子作用下，局部组织细胞增生所形成的新生物。主要表现有鼻塞、流涕、鼻部出血、失嗅、溢泪、头痛、面部肿胀不适等。侵犯下牙槽骨时可引起牙痛、牙齿松动；侵犯眼眶时可引起突眼、复视、眼球充血或运动受限等症状。

影像检查咨询台

磁共振成像检查软组织分辨率高，可多方位成像，能有效发现和鉴别鼻与鼻窦肿瘤、炎症、黏液囊肿、黏膜下囊肿或滞留的分泌物；增强扫描能清楚地显示病变侵犯范围以及对病变性质的确定，是鼻窦肿瘤以及其他窦腔内病变最敏感、最准确的检查手段。

CT 为鼻腔、鼻窦病变的常用检查技术，能清楚显示鼻腔、鼻窦解剖及变异。还可确切显示病变的密度、大小、形态、部位及范围，增强扫描则可增加鼻与鼻窦肿瘤的诊断信息，CT 对窦壁骨改变显示较好。

X 线平片检查主要显示骨质改变与含气空腔的变化，目前，一般不作为诊断检查手段单独使用。

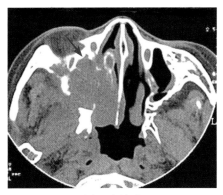

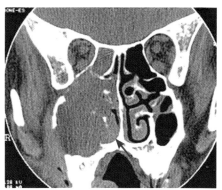

右侧上颌窦癌

右侧上颌窦癌

鼻窦 CT 横断面图像，显示右侧上颌窦扩大，其内充满等密度肿瘤组织，病变引起周围骨质破坏（箭头）

鼻窦 CT 冠状面重建图像显示右侧上颌窦扩大，可见等密度肿瘤组织，侵犯周围骨质，右侧鼻腔受累（箭头）

⚠️ **特别提醒**

鼻内镜检查和活检能早期诊断出各种鼻部病变，但不能清楚地观察病变范围和周围的继发改变，而影像学检查能准确地显示病变的范围及其周围结构累及情况。因此，凡是怀疑鼻腔和鼻窦病变均应行影像学检查。结合临床和影像表现不能确定病变性质时，需做病理活检确诊。

7. 舌与口底肿瘤

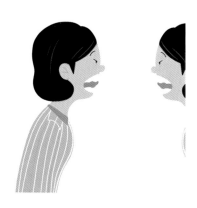

健康小贴士

　　舌与口底肿瘤是指起源于舌部和口底区的良、恶性肿瘤。口底区是舌下的一个"U"形区域，位于黏膜表面和下颌舌骨肌之间，舌下间隙亦属于口底的一部分。口底区结构复杂，主要有唾液腺、舌神经、淋巴和血管等组织。

　　舌与口底肿瘤较小时多无自觉症状，肿瘤较大时可出现异物感，舌部肿胀和抬高，吞咽、发音障碍等。良性肿瘤多生长缓慢、无疼痛；恶性肿瘤多生长迅速并侵犯周围组织，可伴有疼痛。

影像检查咨询台

　　磁共振成像具有软组织对比强、分辨率高的优势，能够精准评估肿瘤范围、浸润深度及周围组织器官受累情况，可作为舌与口底肿瘤的首选影像学检查。CT 对骨质破坏显示清晰，可作为磁共振成像检查的补充。超声可用于判断头颈部区域淋巴结有无转移，并可用于引导穿刺活检。PET/CT 与 PET/MR 适用于评价舌与口底恶性肿瘤的性质、全身转移情况及术后随访。

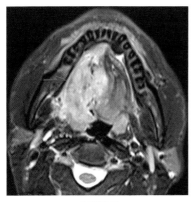 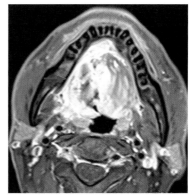

舌部鳞癌　　　　　　　　　　　舌部鳞癌

舌部磁共振横断面 T2WI，显示舌体肿　　舌部磁共振横断面 T1 增强图像，
大，可见片状高信号肿瘤影（箭头），　显示舌部肿瘤呈明显不均匀强化
病变向周围组织侵犯，边界不清　　　　（箭头），舌右份病变更明显

⚠ **特别提醒**

　　舌与口底肿瘤大部分发生于暴露部位，并且恶性肿瘤常有癌前病变过程，这是舌与口底肿瘤早期发现、早期治疗的有利条件。如果发现舌部或口底出现异常色斑或溃疡经久不愈，建议及早就医，排除恶性肿瘤可能。

8. 桥本氏甲状腺炎

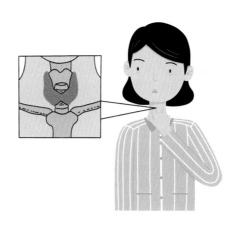

健康小贴士

　　桥本氏甲状腺炎是由于甲状腺自身免疫功能异常导致淋巴细胞进入甲状腺，引起甲状腺组织破坏、形态失常以及甲状腺功能改变的一种疾病，又称慢性淋巴细胞性甲状腺炎，女性多见。临床主要表现为颈部（甲状腺区域）肿大、不适，可有疼痛。可有一过性甲状腺功能亢进，多数患者表现为甲状腺功能减低。

影像检查咨询台

　　超声检查方便、快捷，可显示甲状腺大小、回声及血流状况，可以对甲状腺结节进行鉴别诊断，为甲状腺检查的首选影像学检查方法。CT 与磁共振成像检查较少使用。

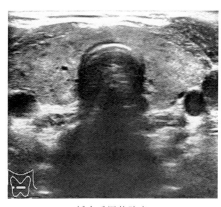

桥本氏甲状腺炎

甲状腺横切二维超声图像，显示甲状腺实质回声增粗、减低

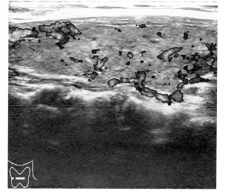

桥本氏甲状腺炎

甲状腺纵切彩色多普勒图像，显示甲状腺实质内血流增多

⚠ **特别提醒**

诊断桥本氏甲状腺炎需综合临床、影像学检查特别是实验室检查，甲状腺功能测定如血清 T_3、T_4、FT_3、FT_4 一般正常或偏低，抗甲状腺球蛋白抗体（anti-TGAb）和抗甲状腺微粒体抗体（anti-TMAb）测定阳性有助于桥本氏甲状腺炎的诊断。

9. 甲状腺肿瘤

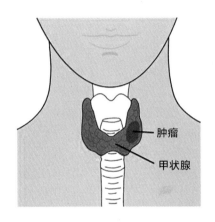

肿瘤
甲状腺

健康小贴士

甲状腺肿瘤是指发生于甲状腺的良、恶性肿瘤。良性肿瘤可分为甲状腺腺瘤和囊肿；恶性肿瘤95％以上为原发性甲状腺癌，少数为恶性淋巴瘤和转移瘤。主要临床表现有气管受压出现的呼吸不畅与咳嗽，食管受压出现的吞咽困难以及喉返神经压迫造成的声音嘶哑等症状，部分有甲状腺功能亢进表现。引起甲状腺肿瘤的可能原因有内分泌紊乱、缺碘与高碘、甲状腺增生性疾病、放射线损伤等。

📱 影像检查咨询台

超声检查可显示肿瘤位置、数目、大小、内部回声及血流情况，进行良恶性判断，同时可以观察有无区域淋巴结转移，诊断准确率高，是甲状腺肿瘤的首选影像检查方法。CT与磁共振成像检查可显示甲状腺病变与周围气管、食管、纵隔等器官的关系以及肿瘤内囊变、出血、坏死。PET/CT对判断甲状腺肿瘤的良恶性和分期具有重要意义。

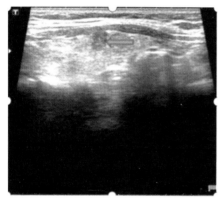 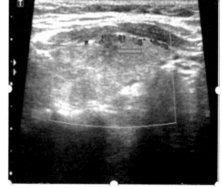

甲状腺乳头状癌 · 甲状腺乳头状癌

甲状腺纵切二维超声图像，显示甲状腺腺体内低回声结节影（箭头） · 甲状腺纵切彩色多普勒图像，显示低回声结节影内可见 I 级血流信号（箭头）

⚠️ 特别提醒

怀疑甲状腺肿瘤影像学检查至关重要，仍需结合临床表现和实验室检查综合诊断。甲状腺激素测定应为常规检查，有时尚需做甲状腺核素扫描，必要时细针穿刺活检。甲状腺肿瘤可在影像引导下进行消融治疗。

10. 鼻咽癌

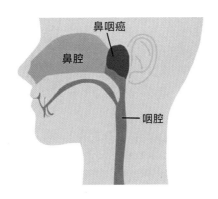

鼻咽癌

鼻腔

咽腔

健康小贴士

　　鼻咽癌是指发生于鼻咽腔顶部和侧壁的恶性肿瘤。好发于我国南方地区，是耳鼻咽喉区域最常见的恶性肿瘤。主要临床表现有鼻塞、回吸性血涕、耳鸣、耳闭、听力减退、面部麻木、上睑下垂、复视及头痛等，可有颈部淋巴结肿大。引起鼻咽癌的可能原因有遗传因素、EB病毒感染、环境因素等。

🔲 影像检查咨询台

　　磁共振成像可清晰显示鼻咽部的解剖结构及肿瘤浸润程度、范围，对肿瘤侵犯颅底的显示明显优于CT，同时，可以鉴别肿瘤复发和放射治疗引起的组织纤维化，为鼻咽癌的首选影像学检查方法。CT可显示肿瘤的位置、范围、侵犯程度及与周围组织的关系。PET/CT与PET/MR适用于鼻咽部良恶性肿瘤性质的鉴别及恶性肿瘤的分期。

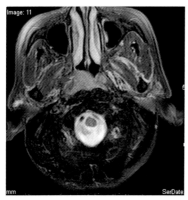

右侧鼻咽癌

鼻咽部磁共振横断面压脂 T2WI 图像，显示鼻咽右壁与后壁软组织增厚（箭头），右侧咽隐窝消失

右侧鼻咽癌

鼻咽部磁共振横断面增强压脂 T1WI 图像，显示鼻咽右壁与后壁增厚软组织呈不均匀强化（箭头）

⚠ **特别提醒**

鼻咽癌的确诊需要耳鼻喉科专科医生在纤维鼻咽镜下活检，最后标本送检获得病理诊断。结合多种影像学检查方法有助于肿瘤准确分期，指导临床确立治疗方案。

第三节　胸　部

1. 肺炎

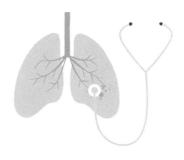

健康小贴士

> 肺炎主要指肺泡、远端气道和肺间质的感染性病变，可分为大叶性肺炎、小叶性肺炎和间质性肺炎。主要表现有寒战、发热、全身肌肉酸软、胸疼、咳嗽、咳痰、呼吸急促、呼吸困难等。主要致病病原体包括病毒、细菌、衣原体、支原体和霉菌等。

🅰 影像检查咨询台

肺炎的常用影像检查方法为 X 线胸片和 CT。X 线胸片易遗漏小病变和早期病变，CT 对小病变显示更清晰，因此，X 线胸片可作为肺炎的初筛检查，CT 应作为肺炎的首选检查和常规检查，CT 检查一般不进行增强检查。肺炎治疗后一般需要复查 X 线胸片或 CT，根据对比前后病变的变化，评估治疗疗效，调整治疗方案。磁共振成像和超声检查虽然无辐射危害，但对肺炎的诊断价值有限，不推荐使用。在大咯血时，可选择数字减影血管造影（DSA）检查，确定出血责任血管并针对性地进行栓塞止血治疗。

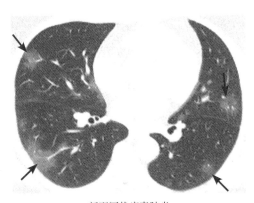

新型冠状病毒肺炎

胸部 CT 横断面图像，显示双肺实质多发磨玻璃密度影（箭头）

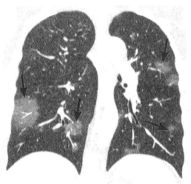

新型冠状病毒肺炎

胸部 CT 冠状面重建图像，显示双肺实质多发磨玻璃密度影（箭头）

⚠️ **特别提醒**

临床怀疑肺炎时，应常规做 CT 或 X 线胸片检查，同时也应进行血常规检查及其他相关血液指标检查；另外，感染性肺炎应做痰液的病原体检查，以便采取更有针对性的治疗。临床表现也是肺炎的重要诊断依据。

2. 支气管扩张

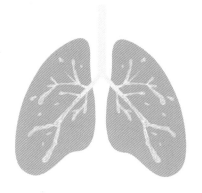

健康小贴士

　　支气管扩张主要指反复的气道感染与炎症所导致的支气管与细支气管的不可逆性扩张，分为囊状、柱状和混合性扩张。咳嗽、咳痰和咯血是支气管扩张的三大症状，有时可造成致命性的咯血。引起支气管扩张的原因有感染与非感染因素。

📱 **影像检查咨询台**

支气管扩张的影像检查主要有 X 线胸片和 CT，X 线胸片对于支气管扩张检出率低。胸部 CT 特别是高分辨 CT 或薄层重建 CT，能直观显示支气管情况，诊断价值明显优于 X 线胸片，因此，高分辨 CT 或薄层重建 CT 是诊断与随访支气管扩张的首选检查。既往诊断支气管扩张的金标准是 X 线支气管造影，由于对患者造成极大痛苦及可能出现的并发症目前已很少使用。

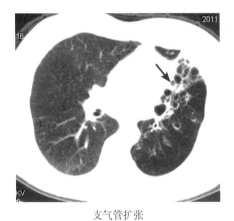
支气管扩张

胸部 CT 横断面图像，显示左肺舌叶支气管扩张呈透亮的葡萄串样影（箭头）

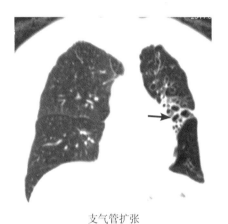
支气管扩张

胸部高分辨 CT 冠状面重建图像，显示左肺舌叶支气管扩张呈透亮的葡萄串样影（箭头）

⚠ 特别提醒

咳血常常是支气管扩张患者就医检查的主要原因，所以当出现长期咳嗽、咳痰和咯血症状时应及时就医检查，确立诊断，及时治疗。

3. 肺结核

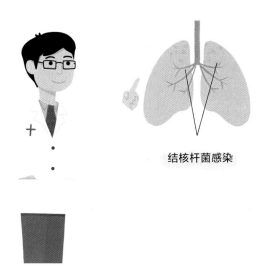

结核杆菌感染

健康小贴士

　　肺结核是由结核分枝杆菌引起的慢性肺部感染性疾病，占各器官结核病总数的 80%~90%，其中痰中排菌者称为传染性肺结核病。主要表现有长期低热、倦怠、乏力、夜间盗汗、食欲减退、体重减轻、妇女月经不调等全身症状，病灶急剧进展扩散时则出现高热。呼吸系统疾病主要症状有咳嗽、咳痰、咯血、胸痛、气急。部分患者可有过敏反应、结核性败血症。

　　引起肺结核的主要致病菌为人型结核菌，牛型菌很少。非洲分枝杆菌见于赤道非洲，是一种过渡类型。田鼠分枝杆菌偶可引起人类感染。

📱 影像检查咨询台

X线胸片检查简便、经济，应用广泛。CT检查在肺结核的诊断中准确性较高，特别对少见的粟粒性结核病与支气管内膜结核的诊断价值更大。肺结核有五种类型，其影像表现不同，需要进行分型诊断，以便后期正规治疗。因此，推荐X线胸片作为肺结核的首选与初筛检查，CT检查应作为肺结核的常规影像检查。由于肺结核可能需做多次CT随访检查，尽量选择低剂量CT扫描。

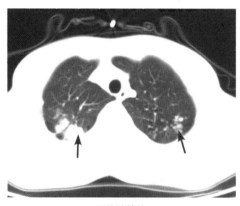 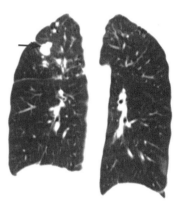

双肺肺结核

双肺肺结核

胸部CT横断面图像，显示双肺上叶片状高密度影（箭头）

胸部CT冠状面重建图像，显示右肺上叶片状高密度影（箭头）

⚠ 特别提醒

怀疑肺结核还需要做结核菌素实验及一些特殊的检查，结核病的治疗需要到专科医院进行，结核除了药物治疗，加强营养和适度休息也至关重要。同时还要切断传播途径、保护易感人群。由于结核病是一个全身性疾病，也要关注其他部位有无感染。

4. 肺癌

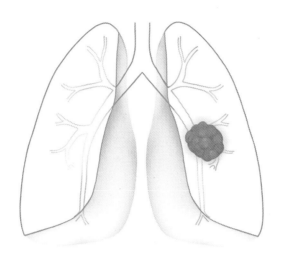

肺癌为起源于支气管黏膜上皮和肺泡上皮的恶性肿瘤，也称支气管肺癌，是我国乃至全世界范围内发病率和死亡率最高的恶性肿瘤之一，依照发病部位分为周围型肺癌与中心型肺癌。早期肺癌尤其是周围型肺癌往往无任何症状。中晚期肺癌的主要表现有刺激性咳嗽，少量咯血，继发肺部感染出现咳脓痰、血痰、胸闷、胸痛、哮喘、气促、发热等。

影像检查咨询台

在众多的影像学检查中，CT是筛查与诊断肺癌的首选检查，X线胸片仅作为较大肺肿块的检查手段，不推荐用于肺癌的筛查。肺癌手术切除后的随访也主要靠CT，了解有无复发及转移，扫描部位应包括胸部、腹部。骨扫描检查可作为骨转移病变的首选检查。磁共振增强检查多用于排除脑转移，了解骨转移。PET/CT 常用于肺癌的诊断、分期、治疗疗效和预后评估。

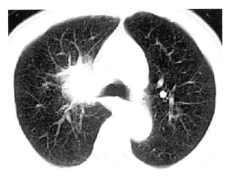

肺癌

胸部 CT 横断面肺窗图像，显示右肺门圆形高密度肿瘤影（箭头）

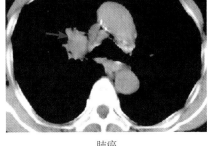

肺癌

胸部 CT 横断面纵隔窗图像，显示右肺门类圆形软组织密度肿块（箭头）

⚠️ **特别提醒**

多数肺癌出现症状进行影像学检查时已到中晚期。因此，需要对高危人群进行筛查，早诊断早治疗。建议使用低剂量 CT 扫描筛查肺癌。

5. 肺动脉栓塞

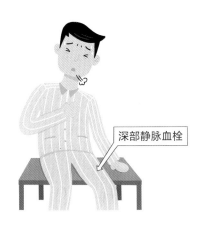

深部静脉血栓

健康小贴士

肺动脉栓塞是指内源性或外源性栓子堵塞肺动脉或其分支引起肺循环障碍的临床和病理生理综合征。主要表现为呼吸困难（最常见的症状，尤以活动后明显）、气促、胸痛、咯血、咳嗽、发热、晕厥、腹痛等。患者临床表现主要取决于血管堵塞的部位、多少、发生速度和心肺的基础状态。肺动脉栓塞最主要、最常见的原因为肺动脉血栓栓塞，栓子通常来源于下肢和骨盆的深静脉。非血栓性肺栓塞的可能原因包括脂肪栓塞、羊水栓塞、空气栓塞、异物栓塞和肿瘤栓塞等。

影像检查咨询台

肺动脉栓塞可选择的影像检查主要有 X 线胸片、CT、磁共振成像、超声、放射性核素检查和 X 线肺动脉造影。CT 肺动脉成像能准确判断肺动脉内栓子的位置及栓塞范围，具有确诊价值，推荐为首选影像检查；磁共振平扫和磁共振肺动脉成像也可以直接显示肺动脉内栓子，诊断价值同 CT 肺动脉成像；X 线胸片可显示肺动脉高压症、右心扩大及肺组织继发改变等间接表现，但对肺动脉栓塞诊断价值有限。

超声主要用于下肢深静脉检查，了解有无血栓、范围；放射性核素检查对远端肺栓塞有一定价值，可显示远端肺栓塞的低灌注区域；X 线肺动脉造影是肺动脉栓塞诊断的可靠方法，同时还可了解肺动脉压力及肺循环阻力等指标，但属于有创检查，不推荐作为常规检查，在适合溶栓且无禁忌证时可选择使用。

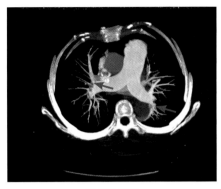 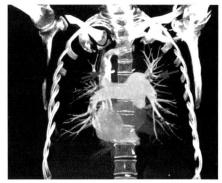

肺动脉栓塞   肺动脉栓塞

胸部 CT 横断面图像，显示双侧肺动脉内   胸部 CT 冠状面重建图像，显示双侧肺动
有相对低密度的栓子（箭头）   脉内有相对低密度的栓子（箭头）

⚠ **特别提醒**

     长途旅行久坐或在狭小空间长时间活动受限制，警惕下肢静脉血栓形成。大的肺动脉栓塞是临床急症，需尽快诊断与治疗，否则，可能危及患者生命。应关注下肢与盆腔静脉血栓的诊断与治疗，防患于未然。肺动脉栓塞除影像学检查外，临床与实验室检查也至关重要，特别是 D- 二聚体检查和动脉血气分析。

6. 胸水

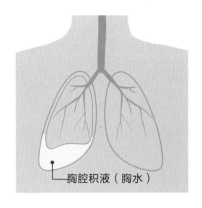

胸腔积液（胸水）

健康小贴士

　　胸腔积液是指胸膜腔内液体积聚过多，俗称"胸水"。主要临床表现有气短、胸闷、心悸、呼吸困难甚至端坐呼吸等。引起胸腔积液的可能原因有充血性心力衰竭、胸膜炎症、肿瘤、低蛋白血症、肝硬化、癌性淋巴管阻塞及胸部损伤等。

影像检查咨询台

　　CT对检查胸腔积液非常敏感，可以区分游离性与包裹性积液，确定包裹性积液的范围和位置。CT能鉴别肺实质病变和胸膜疾病，通过静脉注射对比剂的增强检查往往更容易区分。CT还可以发现引起积液的潜在肺部疾病，有利于经皮抽吸和穿刺活检。超声在评估和治疗胸腔积液上发挥了重要的作用，可用于区分胸腔积液、实性胸膜病变和肺外周病变。胸部X线检查对少量胸腔积液不敏感，当胸腔积液量达到200~500毫升时才可以显示。磁共振成像也是诊断胸腔积液和随访疗效的有效方法，特别适用于需多次随访的患者。

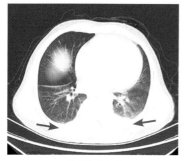

两侧胸腔积液

胸部CT横断面肺窗图像，显示双侧后胸壁内缘与胸壁平行一致的弧形及半月形稍高密度影（箭头）

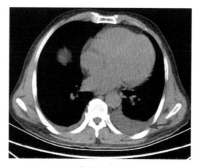

两侧胸腔积液

胸部CT横断面纵隔窗图像，显示双侧后胸壁内缘与胸壁平行一致的弧形及半月形稍高密度影（箭头）

⚠ **特别提醒**

引起胸腔积液的原因较多，一定要结合临床表现、实验室及影像学检查鉴别胸腔积液的性质，积极寻找病因，在明确病因基础上采取针对性治疗。必要时抽吸胸水进行细胞学检查甚至胸膜活检定性。

7. 冠心病

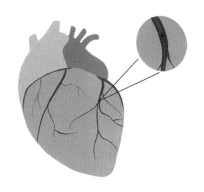

健康小贴士

冠心病是指冠状动脉粥样硬化或痉挛使管腔狭窄或阻塞，导致心肌缺血、缺氧而引起的心脏病。主要临床表现有心绞痛，特点是阵发性、压榨性的胸骨后疼痛，可向肩背部及左上肢放射；劳累后、饱餐后、寒冷时容易发作，通常持续3~5分钟；可以伴有面色苍白、出冷汗、呼吸困难等。严重而持续的心肌缺血可引起心肌梗死，以及心脏增大、心力衰竭和心律失常等。严重者可引起猝死。

冠心病的易感因素有年龄/性别（45岁以上的男性，55岁以上或者绝经后的女性）、家族史、血脂异常、脑力劳动者、高血压、糖尿病、吸烟、肥胖等。

📱 影像检查咨询台

冠心病可以选择的影像检查有 CT 冠状动脉造影、磁共振冠状动脉成像、数字减影冠状动脉血管造影、超声心动图、血管内超声成像。CT 冠脉成像能清晰显示冠脉的管腔及管壁斑块，在冠脉病变的筛查和诊断、冠脉支架以及搭桥血管形态学评价等方面已能大部分替代有创性的数字减影冠状动脉血管造影，被公认为冠脉最好的无创影像学检查方法。磁共振成像是冠心病检查最有发展前景的无创性影像方法，特别是对心肌活性和心功能的测定。数字减影冠状动脉血管造影是判断冠状动脉狭窄程度的"金标准"，有创且不能满足对冠心病患者全面评价的要求，但拟放冠脉支架的患者应首选使用。血管内超声成像，属于有创检查，虽被认为是评估冠脉内硬化斑块特征的"金标准"，现在也很少使用。

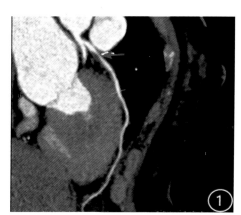

冠状动脉粥样硬化

冠状动脉 CT 血管造影图像，显示左侧冠状动脉前降支狭窄（箭头）

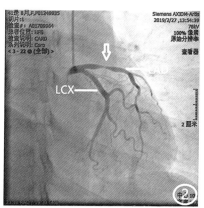

冠状动脉粥样硬化

数字减影冠状动脉血管造影图像，显示左侧冠状动脉前降支狭窄（箭头）

⚠️ 特别提醒

冠心病中的心绞痛与急性心肌梗死是临床急症，应尽快去医院救治和自救。

这里提醒冠状动脉支架放置后能否做磁共振成像检查的问题，目前使用的都是非铁磁性支架，冠状动脉支架放置后磁共振成像检查是安全的。心肌缺血和心肌梗死的诊断还可选择 ECT 或 PET。冠心病患者心电图检查也至关重要。

8. 主动脉夹层

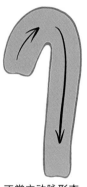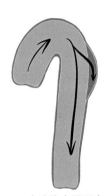

正常主动脉形态　　　　主动脉夹层形态

健康小贴士

　　主动脉夹层，是由于血液通过主动脉管壁内膜破口进入动脉壁中层形成夹层血肿，并延伸剥离而引起的严重心血管急症。主要临床表现有突发的、剧烈的、持续性的、撕裂样或刀割样疼痛，向胸背部放射，可伴随晕厥、休克、恶心、呕吐、出冷汗等。主动脉夹层的最常见原因是高血压，其他可能原因有主动脉粥样硬化、遗传性血管病、血管炎、主动脉局部感染或外伤、妊娠等。

影像检查咨询台

主动脉夹层可选择的影像检查主要有 X 线摄影、超声心动图、CT、磁共振成像检查和数字减影血管造影（DSA）。主动脉 CT 血管成像可识别主动脉夹层真假腔、范围、破口位置，能明确诊断并为临床治疗提供指导，为急诊患者的首选检查方法。X 线胸部摄影仅能识别纵隔增宽或主动脉弓增大等间接征象，诊断价值有限。

磁共振成像无须注射对比剂即可显示主动脉夹层，可作为 CT 血管成像的一个重要补充。超声对升主动脉夹层很有价值，并能识别心包积血、主动脉瓣关闭不全和胸腔积血等主动脉夹层破裂表现；DSA 不仅可以用于诊断，还可以在 DSA 引导下进行主动脉夹层介入治疗。

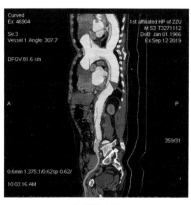 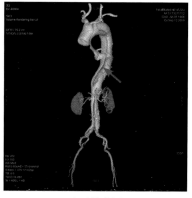

主动脉夹层

主动脉夹层

胸部 CT 血管成像，显示主动脉被撕裂的内膜片将主动脉腔分隔成真假腔（箭头）

主动脉 CT 血管三维成像图像，显示主动脉增宽，其内可见条状内膜片影及真假腔（箭头）

特别提醒

主动脉夹层是一个临床急症与危重症，发病率不高，但死亡率高，故早期诊断和治疗至关重要。若怀疑此病，应以最快的速度去医院住院，选择最有效的诊断与治疗措施，拯救患者的生命。

主动脉夹层放置主动脉支架后可以做磁共振成像检查。

9. 纵隔肿瘤

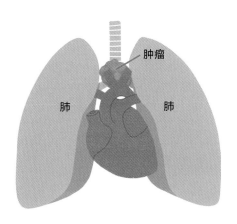

健康小贴士

　　纵隔是位于两侧胸膜腔之间的组织结构与器官的总称。纵隔肿瘤是发生于纵隔内组织器官肿瘤的统称，可发生多种良性和恶性肿瘤，一般都需手术治疗。

　　肿瘤较小时多无明显症状。肿瘤增大时，则产生压迫及侵犯邻近组织的症状，常见有胸闷、胸背疼痛、咳嗽、气促等。压迫气管可出现呼吸困难、喘鸣；压迫上腔静脉可引起上腔静脉阻塞综合征；压迫食管可引起吞咽困难；压迫神经可引起声音嘶哑、膈肌麻痹、心率减慢、放射性疼痛等。胸腺瘤可引起重症肌无力，胸内甲状腺瘤可伴有甲状腺功能亢进。

📱 影像检查咨询台

磁共振成像检查可行横断面、矢状面和冠状面成像且扫描范围较大，能明确显示纵隔肿瘤的部位、大小、对周围组织器官的侵犯或压迫，并且磁共振成像具有较高的软组织分辨力，能更准确地显示纵隔肿瘤的内部结构或囊实性特征，因而有助于定位与定性诊断，是纵隔肿瘤最好的影像学检查方法。CT检查同样能对纵隔肿瘤做出诊断，尤其是对病变内钙化显示敏感，有利于部分肿瘤的定性诊断，如畸胎瘤；此外，CT扫描速度快，能避免磁共振检查的呼吸及心脏搏动伪影，尤其是适用于不能配合磁共振检查的患者。X线检查由于影像重叠而对纵隔肿瘤诊断价值有限。

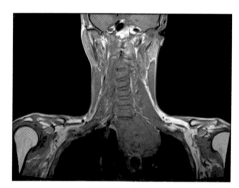

纵隔神经鞘瘤

颈胸部磁共振冠状面T1WI图像，显示上纵隔类圆形稍低信号肿块（箭头），边界清楚

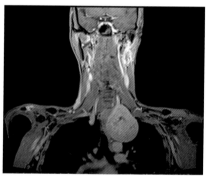

纵隔神经鞘瘤

颈胸部磁共振冠状面增强T1WI图像，显示上纵隔肿块呈明显强化（箭头），内见点条状低信号影

⚠️ 特别提醒

纵隔内含有多种组织和器官，起源复杂，因而纵隔内发生的肿瘤种类繁多，需结合影像学检查、临床表现与实验室检查（如副神经节瘤可分泌肾上腺素）综合诊断。影像学检查能为肿瘤的定位和诊断提供重要信息，

应根据患者状况选择 CT 或磁共振成像检查，CT 检查时儿童患者应注意放射防护。

10. 食管异物

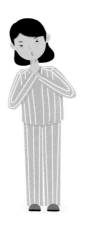

健康小贴士

　　食管异物是指因饮食不慎误咽异物，异物停留或嵌顿于食管。通常将食管异物分为动物型、植物型、金属型和化学型四大类。主要临床表现有异物梗阻感、吞咽困难、胸骨后疼痛、食管反流等，严重者可造成食管瘘、纵隔脓肿、穿破大血管甚至危及生命。主要原因是因儿童喜将物品含在口中玩耍，误吞而造成。异物可以是鸡骨、果核、硬币、微型电池、小玩具、义齿、鱼刺等。

影像检查咨询台

食管异物可以选择的影像检查有 X 线平片、食道钡餐造影或钡棉检查、胸部 CT 检查等。食管异物首选的影像检查因异物性质及大小而定，如果异物较大，首选食道钡餐造影检查；如果异物接近心肺大血管，则需要进一步行 CT 检查，了解异物的准确位置以及与周边脏器的关系。如果患者有明确异物病史，且异物是金属类、牙齿骨骼类，首选影像检查为胸部 X 线平片；如果为鱼刺、玻璃、枣核、塑料类，胸部 X 线片显示不明确的前提下可以行食道钡餐造影或钡棉试验帮助诊断，如果仍然未发现明确异物则需要进行 CT 扫描。

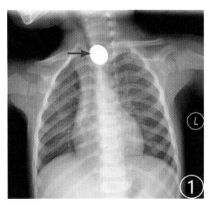 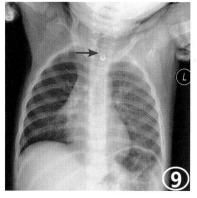

食管异物

胸部正位 X 线平片，显示食管硬币异物呈圆形高密度影（箭头）

食管异物

胸部正位 X 线平片，显示食管内曲别针异物呈弯曲线状高密度影（箭头）

⚠ **特别提醒**

凡能进入口内的物体均有可能成为食管异物，多见于儿童和老年人。生活中监护人需加强防范意识：①纠正饮食习惯，饮食不宜过于匆忙，尤其是吃带有骨刺类的食物时，不宜将饭团同时咽下，需要仔细咀嚼，以防误咽。②注意假牙，建议使用假牙或牙托的老年人，在进食时应注意避免将假牙一同吃下。昏迷及全麻的患者应提前取出假牙，破损的假牙应及时修复，避免破损的假牙掉落到食管。③教育儿童改正口含物品玩耍的不良习惯，吃饭时应该细嚼慢咽。④异物吞服后，不宜用强行吞服饭团、馒头、食醋等方法试图将异物吞下，应该及时到医院就诊。

少数异物随吞咽活动，可向下进入胃内，应按照胃内异物处理。

11. 食管癌

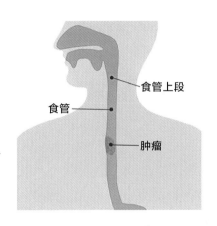

健康小贴士

食管癌是发生在食管上皮组织的恶性肿瘤，俗称食道癌，男性多于女性。我国是食管癌的高发地区之一，河南省又是我国食管癌的高发地。主要临床表现有进行性吞咽困难、食管反流、呕吐。早期症状多不明显，偶有吞咽食物哽噎、停滞或异物感、胸骨后闷胀或疼痛。若肿瘤外侵可有持续而严重的胸背疼痛、刺激性干咳、进食呛咳和肺部感染、声音嘶哑、大量呕血等。

📱影像检查咨询台

食管癌可供选择的主要影像学检查有 X 线气钡双重造影、CT、磁共振成像、超声、PET/CT 等。X 线气钡双重造影是目前诊断食管癌最直接、最便捷、最经济且较可靠的影像检查方法。CT 检查可用于食管癌分期诊断。磁共振成像检查对食管癌病灶局部组织结构显示优于 CT，能够清晰显示食管癌侵犯的深度，进行治疗前更加准确地分期。超声检查不能用于食管癌本身病变的检出，可用于患者颈部淋巴结、肝脏等部位转移性病变的筛查。PET/CT 可确定原发灶的范围，对于周围淋巴结及远处转移瘤的检出有重要价值。

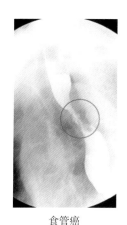

食管癌

X 线气钡双重对比造影图像，显示食管腔中段变窄（蓝色圆圈）

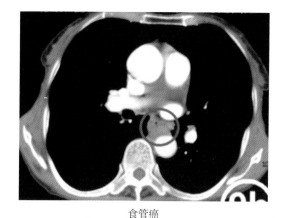

食管癌

胸部增强 CT 横断面图像，显示食管壁不规则增厚呈轻度强化（蓝色圆圈）

⚠ **特别提醒**

除影像学检查外，纤维胃镜检查是食管癌的重要检查方法，特别是早期食管黏膜病变。纤维胃镜不仅可活检定性，还可在胃镜引导下，对早期食管癌进行剥脱治疗。

12. 乳腺增生症

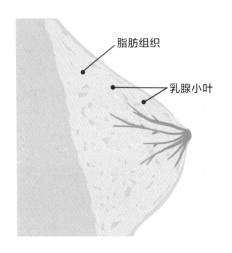

脂肪组织

乳腺小叶

　　乳腺增生症被认为是乳腺正常发育和退化过程失常导致的一种良性乳腺疾病，本质上是乳腺正常结构紊乱，多发生于30~50岁女性，是临床上乳腺最常见的良性疾病。主要临床表现有乳腺疼痛、结节或肿块，部分患者合并乳头溢液。乳腺增生的主要原因是内分泌功能紊乱：①雌、孕激素比例失调，使乳腺实质增生过度和复旧不全；②乳腺性激素受体的质和量异常，使乳腺各部分增生程度参差不齐；③泌乳素升高，使乳腺过度增生。

影像检查咨询台

目前临床常推荐使用的影像学检查主要有超声、X线钼靶检查、乳管造影及磁共振成像检查。对致密腺体中的结节和囊、实性肿物的诊断，首选超声检查；X线钼靶检查是发现微钙化的主要手段，是鉴别诊断的重要依据；针对乳头溢液的患者，可行乳管造影检查。乳腺磁共振平扫加动态增强检查对乳腺囊、实性病变显示清晰，是目前乳腺最好的影像学检查，由于价格昂贵，扫描时间长，不做首选使用。乳腺不推荐使用CT检查。

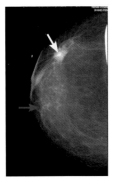

乳腺增生

乳腺钼靶侧位X线图像，显示乳腺内密度不均匀增高区域为增生病变（红色箭头），高密度结节影为纤维腺瘤（黄色箭头）

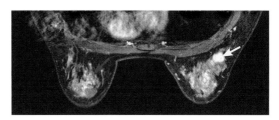

乳腺增生

乳腺磁共振横断面增强T1WI图像，显示双侧乳腺的增生组织呈斑片状强化（红色箭头），左侧乳腺纤维腺瘤可见明显结节状强化（黄色箭头）

⚠ 特别提醒

50%~70%的职业妇女都有不同程度的乳腺增生。乳腺增生症常表现为乳房疼痛和乳腺摸到结节，其危害并不在于疾病本身，而是心理压力，担心自己会不会患了乳腺癌或以后会变成癌，所以保持心情舒畅并及时就医明确诊断很重要。

13. 乳腺癌

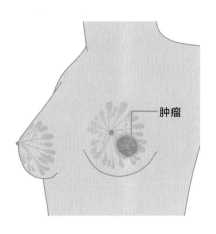

肿瘤

女性乳腺由皮肤、纤维组织、乳腺腺体和脂肪组成，乳腺癌是发生在乳腺腺上皮组织的恶性肿瘤，是中国女性第一高发恶性肿瘤，并且发病率逐年升高，严重威胁女性的生命健康。乳腺癌早期多无明显症状，中晚期常见的临床表现有无痛性肿块，乳头内陷、局部皮肤增厚以及乳腺形态的改变，可有乳头溢液、腋窝肿胀，乳腺疼痛多于晚期出现。

📱 影像检查咨询台

乳腺癌可选择的主要影像检查有 X 线钼靶检查、超声、磁共振成像检查。X 线钼靶检查可以发现病变内微小钙化，有利于早期乳腺癌诊断，目前已作为早期乳腺癌筛查的手段。超声检查在诊断早期乳腺癌方面具有重要作用，可以观察到肿块形态和组织特点，但对微小钙化不敏感，故在临床中时常需要和乳腺 X 线钼靶检查相结合来诊断乳腺癌。磁共振成像检查无辐射，具有极好的软组织分辨率，不仅能显示病变的形态学，还可显示病灶的血供情况，在鉴别乳腺肿块良恶性、乳腺癌侵犯范围以及治疗后效果评价等方面有重要价值，是目前诊断乳腺癌最好的检查，可用于早期乳腺癌筛查。PET/CT 可用于乳腺癌的分期诊断。

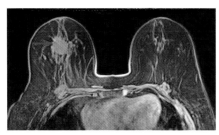
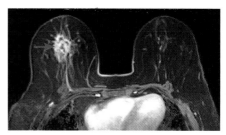

乳腺癌

乳腺磁共振横断面 T1WI 图像，显示右侧乳腺内可见团块状中等信号影（箭头）

乳腺癌

乳腺磁共振横断面 T1WI 增强图像，显示右侧乳腺癌呈不均匀强化，病灶边缘呈毛刺状（箭头）

⚠ **特别提醒**

乳腺癌的发病率越来越高并且年轻化，平时的体检和自我检查显得十分重要，若发现乳头溢液或乳腺腺体内有结节，请及时去医院就诊检查，特别推荐自我检查乳腺，早期发现病变。

第四节 腹部和盆腔

1. 胃溃疡

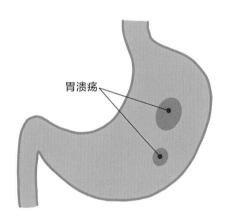

胃溃疡

　　胃溃疡是指胃黏膜自身消化发生糜烂，损伤达黏膜肌层以下，是消化性溃疡的一种。主要表现有胃部疼痛、食欲不振、恶心、呕吐与反酸等。有些患者没有任何症状，或者首先表现为胃出血、胃穿孔等。胃溃疡的病因复杂，常见诱因有幽门螺旋杆菌感染、吸烟、饮酒、药物应激、精神因素、遗传因素、胃蠕动异常等。

影像检查咨询台

X线上消化道钡餐造影是常用的检查方法，可显示溃疡的位置、大小，以及胃形态和动力学变化。站立位腹部X线平片用于溃疡合并穿孔时可见腹腔内游离气体影。超声可以分别在空腹、喝水、喝充盈剂三种情况下显示溃疡及邻近胃壁的情况，可观察胃壁的蠕动波，是一个有应用前景的检查方法，但准确性不如X线上消化道钡餐造影及胃镜检查。CT和磁共振成像不作为胃溃疡的常规检查方法，但对胃溃疡良、恶性的鉴别有重要价值，可备选使用。

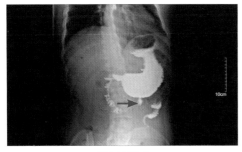

胃良性溃疡

X线上消化道钡餐造影图像，显示胃大弯溃疡龛影突出于胃轮廓外（箭头）

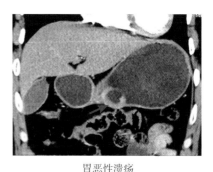

胃恶性溃疡

上腹部CT冠状位图像，显示胃大弯龛影，周围可见不规则隆起的软组织肿块，提示为恶性溃疡（箭头）

⚠ **特别提醒**

纤维胃镜检查显示胃黏膜病变更直观详细，可以活检判断溃疡有无恶变，是诊断胃溃疡的首选检查，无法忍受纤维胃镜检查的患者可以选择X线上消化道钡餐造影检查，或麻醉下进行胃镜检查，即无痛胃镜检查。

胃溃疡伴有穿孔或大出血时，属于临床急症，应尽快去医院治疗。

2. 胃癌

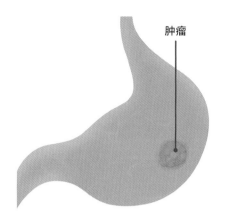

肿瘤

胃癌是起源于胃黏膜上皮的恶性肿瘤，是最常见的恶性肿瘤之一，也是最常见的消化道恶性肿瘤。多见于中老年男性，近几年，我国胃癌发病出现了年轻化的趋势。胃癌早期患者多无症状，之后出现上腹部不适、上腹部隐痛、进食后饱胀感等，逐渐发展为上腹痛加重、食欲减退、消瘦乏力等，部分可出现呕吐、呕血与黑便。

影像检查咨询台

X线上消化道钡餐造影痛苦小，是筛查、诊断及术后随访胃癌的主要影像检查方法，但这种方法对早期胃癌诊断率低，对胃外情况提供信息较少。CT和磁共振成像能明确判断胃癌的部位、大小及其与周围脏器或血管的关系，观察淋巴结及其他器官有无转移等，主要用于胃癌的术前分期诊断和治疗效果评估。超声内镜可了解胃癌的浸润深度、判断周围淋巴结有无转移等。PET/CT 主要用于胃癌的分期。

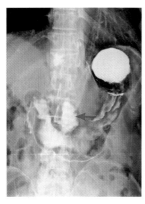 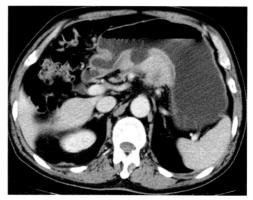

溃疡性胃癌	溃疡性胃癌
X 线上消化道钡餐造影图像，显示胃小弯巨大龛影（箭头）	上腹部 CT 平扫横断面图像，显示胃小弯软组织肿块，内可见巨大龛影（箭头）

⚠️ **特别提醒**

纤维胃镜能直接观察胃部肿瘤并可钳取组织活检，是胃癌诊断的最重要方法。胃癌作为恶性肿瘤，在临床与影像上均应关注肿瘤区域引流淋巴结和远隔部位的转移问题。

3. 肠梗阻

 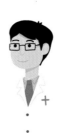

健康小贴士

肠梗阻是指各种原因引起的肠内容物通过障碍，是临床常见的急症，病情复杂多变。如能及时诊断和积极治疗，大多能终止病情的发展，最终治愈。主要临床表现有腹痛、腹胀、呕吐、肛门停止排气。引起肠梗阻的主要原因包括肠粘连、肿瘤、嵌顿性疝、肠套叠、肠扭转、腹腔感染、腹腔手术后和肠系膜动脉病变等。

影像检查咨询台

站立位腹部 X 线平片是肠梗阻的常规检查手段，但显示复杂梗阻价值有限，多用于初步诊断。CT 显示梗阻部位与梗阻病因准确性高，应优先使用。肠梗阻病情变化较快，一般在腹痛发病 3~6 小时后肠内可出现液平和肠管积气并明显扩张，根据胀气扩张肠管的分布范围及黏膜皱襞的显示情况可以判断梗阻的位置和可能性质，是小肠梗阻还是大肠梗阻、机械梗阻还是麻痹梗阻。如患者发病在 3 小时以内，经 X 线检查而无梗阻征象者，应在 3 小时后重复检查，动态观察可反映肠梗阻的病情变化。因此，肠梗阻发生后最好间隔一定时间拍一张站立位腹部 X 线平片。

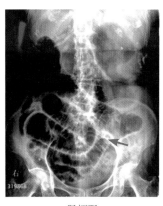

肠梗阻

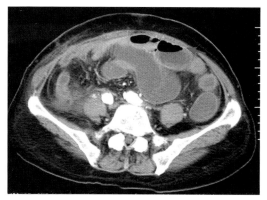

肠梗阻

腹部立位正位X线平片，显示扩张的肠管形似"弹簧状"（箭头），提示小肠梗阻

上腹部CT横断面图像，显示肠管扩张，肠管内气体、液体存留，可见液气平面（箭头）

⚠ **特别提醒**

肠梗阻时尽管影像学检查十分重要，也需在专科医生指导下进行其他相关检查，如化验检查、消化内镜等。麻痹性肠梗阻与肠梗阻伴穿孔患者病情危重，应尽快采取有效的治疗措施。肠梗阻时一般不做X线消化道钡餐造影和X线钡灌肠检查。

4. 结肠癌和直肠癌

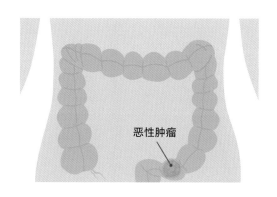

恶性肿瘤

健康小贴士

结肠癌与直肠癌是原发于结、直肠黏膜上皮的恶性肿瘤，是消化道最常见的恶性肿瘤之一，中老年发病率高，男女发病比例约为2：1。结肠癌和直肠癌早期常无明显症状，当肿瘤生长到一定程度时可出现腹痛、腹部肿块、便血、贫血、排便频繁、排便不尽、肛门下坠感等。引起结肠癌和直肠癌的可能原因有结肠息肉、慢性溃疡性结肠炎、饮食习惯和遗传因素等。

影像检查咨询台

磁共振成像具有极好的软组织分辨率，是结、直肠癌诊断和术前分期的首选影像学检查方法。X线气钡双重灌肠造影可作为结、直肠癌筛查及诊断的重要影像学检查方法，但对低位直肠癌诊断意义不大。腹、盆腔CT扫描也可作为常规检查项目，评估原发肿瘤的局部分期，同时判断有无淋巴结和远处转移。经直肠腔内超声能显示直肠肿瘤浸润肠壁深度、范围和邻近脏器受累程度以及有无局部淋巴结转移等，推荐用于直肠癌的早期分期，但受设备和操作人员水平限制，难以广泛应用。PET/CT能检出结、直肠癌原发灶和转移灶，是结、直肠癌分期的重要影像检查方法。

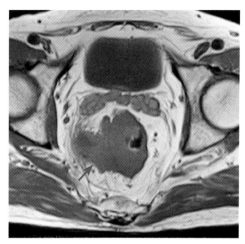
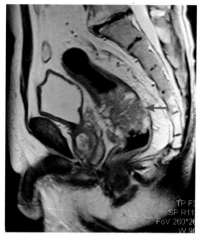

直肠癌

盆腔磁共振横断面 T1WI 图像，显示直肠管壁增厚、肠腔狭窄，病变呈团块状等信号（箭头）

直肠癌

盆腔磁共振矢状面 T2WI 图像，显示病变呈团块状混杂高信号，相应肠腔狭窄（箭头）

⚠ **特别提醒**

纤维结直肠镜能直接观察肠道肿瘤并可钳取组织活检，是确诊结直肠癌的主要方法。结直肠癌出现症状时多为中晚期，建议中老年人每 1~2 年进行一次纤维结直肠镜或 X 线气钡双重灌肠造影检查。一旦出现相关症状，尽快就医。

5. 脂肪肝

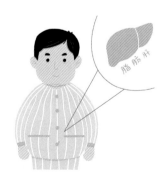

健康小贴士

　　脂肪肝是指由于各种原因引起的肝细胞内脂肪过度堆积的病变，全称为脂肪性肝病，简称为脂肪肝，不是一个独立的疾病。脂肪肝正严重威胁着国人的健康，已成为仅次于病毒性肝炎的第二大肝病。主要临床表现有食欲不振、疲倦乏力、恶心、呕吐、右上腹隐痛。病因有肥胖、饮酒、糖尿病、高血脂、小肠改道手术、胃肠外营养、慢性肝炎等。

影像检查咨询台

　　超声因简单方便而成为脂肪肝的首选诊断方法和最常用的检查方法。CT 广泛用于脂肪肝的评价，是目前常用的影像检查方法。磁共振成像是脂肪肝定量、定性评价最为准确、最为有效的检查方法，由于费用高，检查费时，不能作为首选检查，常用于超声、CT 检查诊断困难者，特别是局灶性脂肪肝难以与肝脏肿瘤鉴别时可使用磁共振成像检查鉴别。

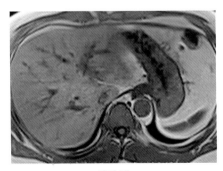

脂肪肝

上腹部磁共振横断面 T1WI 正相位图像，显示肝脏呈均匀稍高信号

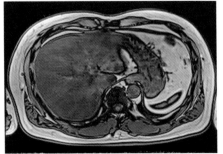

脂肪肝

上腹部磁共振横断面 T1WI 反相位图像，显示肝脏信号普遍减低

⚠️ **特别提醒**

脂肪肝患者常需要抽血化验，查找病因；轻度脂肪肝无须特殊治疗，中重度脂肪肝建议在专科医生指导下治疗，脂肪肝可演变成肝硬化甚至肝癌，应当予以重视。

6. 肝硬化

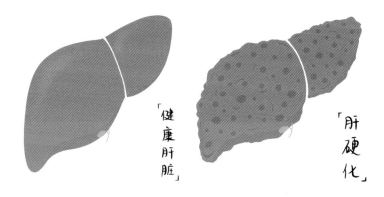

「健康肝脏」   「肝硬化」

健康小贴士

　　肝硬化是在肝细胞广泛坏死基础上发生纤维组织弥漫性增生，进而形成结节、假小叶，使正常结构和血管遭到破坏而导致的病变状态。早期肝硬化无明显症状，肝功能正常或轻度异常，中晚期表现为肝功能减退、黄疸、腹水、脾大、门体侧支循环开放等。肝硬化的常见病因有病毒性肝炎、慢性酒精性肝病、脂肪肝、胆汁淤积、药物及毒物中毒、寄生虫感染等。

⌷ 影像检查咨询台

超声、CT、磁共振成像检查均可评价肝脾大小和形态的改变、侧支循环及腹腔积液情况。超声因简便易行是肝硬化的首选检查方法，磁共振成像是发现肝硬化并鉴别肝硬化不同期别结节和小肝癌的最有效方法。CT平扫对早期肝硬化的诊断价值有限，CT与磁共振增强都能更好地鉴别肝内结节和确定侧支循环的形成。X线上消化道钡餐造影可发现食管静脉曲张等肝硬化所引起的并发症。数字减影血管造影（DSA）可用于肝硬化门静脉、肝静脉和下腔静脉的显示，以及门体静脉分流治疗和肝硬化大出血的栓塞治疗。

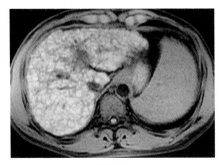 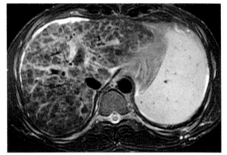

肝硬化　　　　　　　　　　　　　　　　肝硬化

上腹部磁共振横断面 T1WI 图像，显示肝实　　上腹部磁共振横断面 T2WI 图像，显示肝实
质呈网格状改变，可见多发结节状稍高信号　　质呈网格状改变，可见多发结节状低信号影

⚠ 特别提醒

肝硬化患者要定期抽血化验，了解肝脏功能情况，尤其要定期化验甲胎蛋白（AFP）。同时定期复查超声或磁共振成像检查，以发现早期癌变，便于早期治疗。若经济条件允许，以复查磁共振检查更好。

7. 胆囊结石

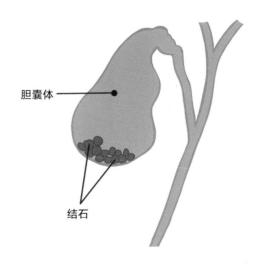

胆囊体

结石

健康小贴士

　　胆囊结石是指发生在胆囊内的结石所引起的疾病。胆囊结石可有胆绞痛表现，常在油脂餐后发生，伴有胆囊炎者可有右上腹痛、压痛、畏寒、发热、恶心、呕吐等症状。少数胆囊结石无明显症状。胆囊结石的形成可能与饮食结构不合理、喜食油炸食物、肥胖、代谢异常等有关。

影像检查咨询台

　　胆囊结石的常用影像学检查包括超声、CT 和磁共振成像检查。超声为胆囊结石的首选影像学检查方法。磁共振成像诊断胆结石有其独特的优势，可观察结石大小、形态、邻近胆道情况，尤其是磁共振胰胆管水成像技术（MRCP）更胜一筹。CT 检查可直接显示胆道系统内的高密度结石，等、低密度结石在胆囊 CT 造影上可清楚显示。X 线平片显示胆结石价值有限。

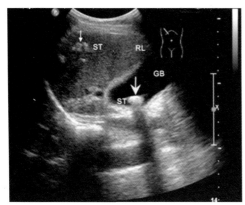

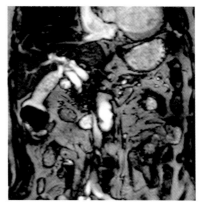

胆囊结石

上腹部超声图像，显示胆囊内结石呈高回声后伴声影（箭头）

胆囊结石

磁共振胰胆管水成像图像，显示胆囊内多发点状低信号结石影（箭头）

⚠ 特别提醒

胆囊结石是常见病、多发病，可引起胆囊炎甚至穿孔，出现腹痛、发热。部分急性胰腺炎也可由结石引起，不可忽视。根据具体情况，选择内科保守治疗还是外科手术治疗。

8. 肝血管瘤

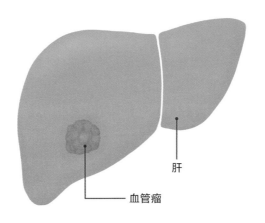

肝

血管瘤

健康小贴士

　　肝血管瘤是肝脏内大量的动静脉血管畸形构成的团块状结构，是最常见的肝脏原发性良性肿瘤，临床上以海绵状血管瘤最多见。肝血管瘤可发生于任何年龄，女性多见。肝血管瘤多无症状，常在体检时被影像学检查发现。肿瘤较大者，可出现腹胀、肝区痛、食欲减退，如果肿瘤破裂有大出血可能，可危及生命。

影像检查咨询台

　　超声是肝血管瘤首选的影像学检查方法，并且适用于随访观察。CT 和磁共振成像可以显示肿瘤的位置、大小、形态，是诊断和鉴别肝血管瘤常用的检查方法，其中磁共振成像更具优势。数字减影血管造影诊断肝血管瘤的准确率较高，由于有创伤性，很少用于肝血管瘤的诊断，但在施行肝动脉栓塞治疗肝血管瘤时需使用该项检查。

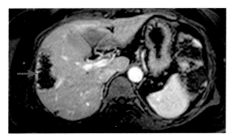

肝血管瘤

上腹部磁共振横断面 T1WI 增强动脉期图像，显示肝右叶血管瘤边缘呈结节状不均匀强化（箭头）

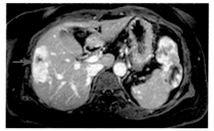

肝血管瘤

上腹部磁共振横断面 T1WI 增强静脉期图像，显示肝右叶血管瘤强化区向内部填充（箭头）

⚠ **特别提醒**

　　肝血管瘤虽带有肿瘤的"瘤"字，但是一种良性病变，直径3厘米以下的肝血管瘤定期复查即可，无须治疗。影像检查特别是复诊复查时建议使用无害无创的超声或磁共振成像检查。不推荐使用有辐射危害的CT检查。

9. 肝癌

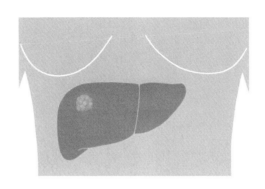

健康小贴士

　　肝癌是指肝细胞或肝内胆管上皮细胞发生的恶性肿瘤，是我国最常见的恶性肿瘤之一，好发于中年及青年男性。肝癌早期一般没有症状，中晚期常见的临床表现有右上腹疼痛或肝脏肿大、食欲减退、腹胀、发热、黄疸、消瘦、上消化道出血等。引起肝癌的常见原因有肝硬化、病毒性肝炎，我国肝癌患者约90%有乙肝病史。

🔳 **影像检查咨询台**

　　超声为首选筛查手段，若发现肝内有结节或肿块，可进一步做超声造影检查。CT 或磁共振成像是最常用的检查方法，一般要"打药增强"，能更准确地显示肿瘤的情况、血管内有无癌栓、淋巴结有无转移等，整体而言，对肝癌的诊断特别是小肝癌的诊断磁共振成像明显优于 CT。数字减影血管造影可通过观察血供情况诊断肝癌，由于具有创伤性，仅在肝癌血管内介入治疗时使用。PET/CT 主要用于判断肝癌的分期。

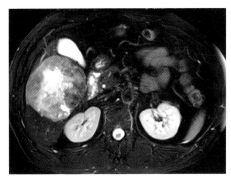

肝癌

上腹部磁共振横断面 T2WI 图像，显示肝右叶巨块型肝癌呈混杂高信号（箭头）

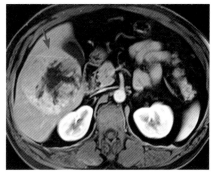

肝癌

上腹部磁共振横断面 T1WI 增强静脉期图像，显示肝右叶肿瘤呈不均匀强化（箭头）

⚠ **特别提醒**

长期大量饮酒可导致酒精性肝病，80% 可发展为酒精性肝硬化，进而发展为肝癌。因此，除了肝炎性肝硬化外，还要注意酒精性肝硬化的危害。超声虽为肝癌的首选筛查手段，但更准确更敏感的是磁共振成像检查，因此，对于经济条件许可者，磁共振成像检查应作为肝炎和肝硬化随访以及肝癌诊断的首选检查，特别是肝脏特异性对比剂的应用，为磁共振成像对肝脏肿瘤性疾病的诊断和鉴别诊断又插上了一对有力的翅膀。

10. 胰腺炎

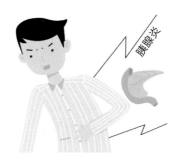

胰腺炎

健康小贴士

胰腺炎是胰腺因胰蛋白酶的自身消化作用而引起的胰腺炎症性疾病，可引起胰腺水肿、充血，或出血、坏死和胰腺周围积液。主要临床表现有腹痛、腹胀、恶心、呕吐、发热等。化验血和尿中淀粉酶含量升高。急性胰腺炎可由胆道系统疾病、酗酒和暴饮暴食、腹腔手术、高脂血症、高钙血症、感染等原因引起。慢性胰腺炎常由急性胰腺炎反复发作演变而来。

影像检查咨询台

超声是诊断胰腺炎最简单的影像学检查方法，可显示胰腺肿大和胰腺周围积液，但图像易受到肠道气体的影响。CT 为最常用的影像学检查方法，不仅能诊断急性胰腺炎，而且能鉴别是否合并胰腺组织坏死。磁共振成像是最有价值的影像检查方法，既可以显示胰腺炎及周围渗出情况，还可以较清楚地显示胆管及胰管，在复发性胰腺炎及原因不明的胰腺炎诊断中具有重要价值。

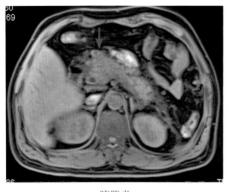

胰腺炎

上腹部磁共振横断面压脂 T1WI 图像，显示胰腺肿大、信号减低（箭头）

胰腺炎

上腹部磁共振横断面压脂 T2WI 图像，显示胰腺信号增高、边缘毛糙，胰周渗出（箭头）

⚠ **特别提醒**

饮酒、暴饮暴食后出现腹痛应怀疑胰腺炎，除了要选择快捷方便的影像学检查外，血、尿胰淀粉酶检查也同样重要。少数急性坏死性胰腺炎可威胁患者生命，应引起高度重视。

11. 胰腺癌

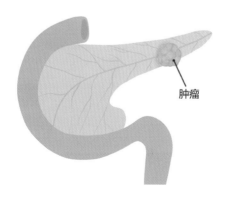

肿瘤

【健康小贴士】

　　胰腺癌是一组主要起源于胰腺导管上皮及滤泡细胞的恶性肿瘤，恶性程度高，预后差，好发生于中老年人，男性多见。胰腺癌起病隐匿，早期症状常不明显，随病情进展，可出现腹痛、黄疸、体重下降，也出现其他消化道症状，如厌食、恶心、呕吐和腹泻等。

📱 影像检查咨询台

　　磁共振成像检查软组织分辨率更高且无放射暴露，能够更好地辨别肿瘤的特征，尤其在显示胰腺小肿瘤及合并的水肿性胰腺炎方面优于 CT，是胰腺癌的重要检查手段。超声可用于胰腺癌筛查，并可用于超声引导下穿刺活检。CT 薄层动态增强扫描也能显示较小的胰腺肿瘤。PET/CT 用于评价胰腺外全身转移的情况及术后随访。

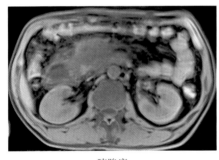 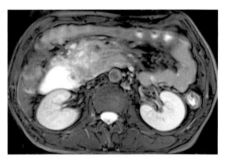

胰腺癌　　　　　　　　　　　　　　　　　胰腺癌

上腹部磁共振横断面 T1WI 图像，显示胰腺头部增大，可见团块状略低信号（箭头）　　上腹部磁共振横断面 T2WI 图像，显示胰腺头部团块状高信号肿瘤影（箭头）

⚠ 特别提醒

　　胰腺癌被称为"癌中之王"，恶性度高、起病隐匿、预后差，发现时常已为晚期，因此，早期诊断至关重要。抽血化验相关肿瘤标志物升高可提示早期胰腺癌，但缺乏特异性。因此，定期体检十分重要。超声是胰腺癌的常用体检手段，而磁共振成像检查更为准确敏感。

12. 肾上腺增生与腺瘤

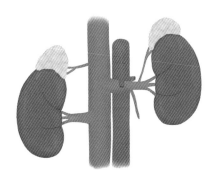

健康小贴士

　　肾上腺增生是指肾上腺皮质或髓质广泛地增生，可引起肾上腺功能亢进，血液中醛固酮、儿茶酚胺等激素升高。肾上腺腺瘤分为肾上腺皮质腺瘤和肾上腺髓质腺瘤。根据肾上腺腺瘤是否引起临床内分泌紊乱，分为功能性肾上腺腺瘤和无功能性肾上腺腺瘤。肾上腺增生和功能性肾上腺腺瘤常有向心性肥胖、皮肤紫纹、多毛、高血压、消瘦、多尿、性早熟，男性女性化或女性男性化等表现。无功能性肾上腺腺瘤多无临床症状，多为体检时偶然发现。

影像检查咨询台

CT 可判断肾上腺增生和腺瘤的大小、形态，肿瘤有无出血、坏死、囊变，是肾上腺病变的首选影像学检查方法。磁共振成像检查可以判断肿瘤内水及脂质成分，能够有效鉴别增生和腺瘤，是诊断肾上腺病变的重要影像学检查方法。超声显示肾上腺疾病不及 CT、磁共振成像，但由于其方便快捷、费用低，可作为肾上腺疾病的筛查手段。

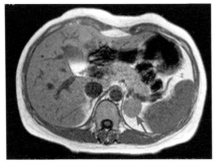 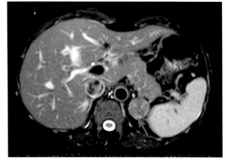

左侧肾上腺腺瘤 　　　　　　　　左侧肾上腺腺瘤

上腹部磁共振横断面 T1WI 图像，显示　　上腹部磁共振横断面压脂 T2WI 图像，显示左侧
左侧肾上腺区类圆形低信号肿块（箭头）　　肾上腺区类圆形肿块呈不均匀高信号（箭头）

⚠️ **特别提醒**

年轻人出现顽固性高血压，排除家族遗传性高血压后，应怀疑肾上腺增生或腺瘤的可能，应积极进行肾上腺的影像学检查与抽血化验检查。

13. 肾结石

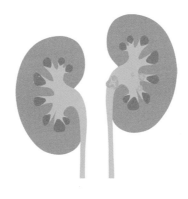

健康小贴士

　　肾结石是晶体物质（如钙、草酸等）在肾脏的异常过度聚积，属于泌尿系统的常见病、多发病，多见于男性。主要临床表现有腰痛（包括肾绞痛）、血尿，部分患者还伴有恶心、呕吐等不适。引起肾结石的常见诱因有饮水过少、高嘌呤高脂高糖饮食、肥胖、过量补钙、经常憋尿、缺乏运动、体内草酸积存过多等。

📱影像检查咨询台

　　超声是最简便、最常用的影像学检查方法，对结石、肾积水显示清晰。CT是肾结石影像学检查的常用方法，可清楚显示肾结石、肾积水情况，还能鉴别肾囊肿和肾积水，特别是对肾脏小结石CT诊断优于X线平片和超声。磁共振成像主要用于肾积水程度的判断，磁共振尿路成像（MRU）可诊断尿路结石，尤其适用于孕妇及儿童。由于肾结石多为X线阳性结石，X线平片不失为一种筛查手段和随访手段。特殊情况下可使用X线静脉肾盂造影、逆行肾盂造影和经皮肾盂穿刺造影等检查。

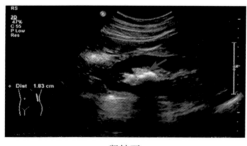

肾结石

上腹部超声图像，显示左肾结石呈高回声，后伴声影（箭头）

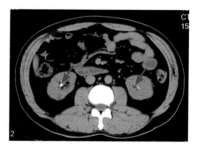

肾结石

上腹部CT横断面平扫图像，显示双肾结石呈点状高密度影（箭头）

⚠ **特别提醒**

肾结石的诊断除了影像学检查外，尿液化验也是诊断依据和常规检查。久坐或在高温环境工作的朋友应多饮水，防止、减少晶体物质在肾内沉积和肾结石的发生。肾结石诊断后要在专科医生的指导下进行治疗，尽量取出或排出结石。

14. 肾血管平滑肌脂肪瘤

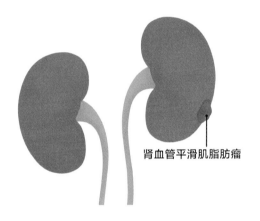

肾血管平滑肌脂肪瘤

◆ **健康小贴士**

　　肾血管平滑肌脂肪瘤是由异常增生的血管、平滑肌及脂肪组织按照不同比例构成的良性肿瘤，也称为错构瘤。肾血管平滑肌脂肪瘤一般没有症状，而在体检时偶然发现。肿瘤较大者腹部可能会摸到肿块，肿块压迫十二指肠、胃等器官可出现饱胀感、便秘、腹痛等不适。

◆ **影像检查咨询台**

CT 为诊断肾血管平滑肌脂肪瘤的重要方法，肿块密度不均，CT 可以确定病变内有无脂肪。磁共振成像对瘤内血管及脂肪的发现优于 CT，为可靠的影像学检查方法。超声是最简便易行的影像学检查方法，不仅能判断肿瘤的形态和成分，还可以分析病变内血流情况，也是随访检查的主要手段。X 线腹部平片与 X 线造影检查很少用于肾血管平滑肌脂肪瘤的诊断。

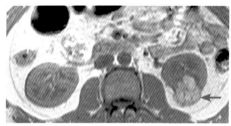

左肾血管平滑肌脂肪瘤

上腹部磁共振横断面 T1WI 正相位图像，显示左肾不规则状肿物呈稍高信号（箭头）

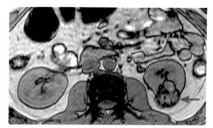

左肾血管平滑肌脂肪瘤

上腹部磁共振横断面 T1WI 反相位图像，显示左肾不规则肿物信号强度较正相位图像部分降低，提示病变内有脂肪成分（箭头）

⚠ **特别提醒**

肾血管平滑肌脂肪瘤是良性肿瘤，体积小者若无不适，定期复查即可，体积较大者可以选择手术治疗。少数两肾多发血管平滑肌脂肪瘤治疗困难。

15. 肾癌

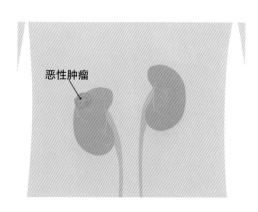

恶性肿瘤

健康小贴士

肾癌是起源于肾实质泌尿小管上皮系统的恶性肿瘤，在我国泌尿生殖系统肿瘤中占第二位，仅次于膀胱肿瘤。肾癌典型临床表现为血尿、腰痛和腹部肿块。与肾癌发病有关的可能因素有吸烟、肥胖、高血压、糖尿病、特殊职业等。

影像检查咨询台

CT和磁共振成像能准确显示肿瘤大小、形态、边缘、内部结构，而且可以同时显示肿瘤的血供及肾盂肾盏受压或侵犯情况，是最常用最有效的影像学检查方法。超声因其操作简便、无创、经济，而成为体检中筛查肾癌的主要方法。静脉尿路造影能观察肾盏肾盂的形态，尤其是肾脏的分泌、排泄功能，有助于肾肿瘤的鉴别诊断和术前评估。

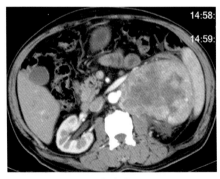

左侧肾癌

中腹部增强CT（动脉期）横断面图像，显示左肾正常形态消失，代之以不规则不均匀强化的巨大肿物（箭头）

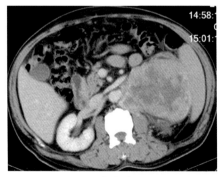

左侧肾癌

中腹部增强CT（实质期）横断面图像，显示左肾肿物呈相对不均匀低密度巨大肿块（箭头）

⚠ **特别提醒**

肾癌高发年龄为 50~60 岁，男女比例约为 2 ∶ 1，但起病隐匿，约有 50% 的肾癌早期无明显的临床症状，约有 30% 的患者因转移症状如骨折、咳嗽、咯血或疼痛等而就诊。早期肾癌只能通过影像学检查发现。因此，特别强调定期体检的必要性和重要性。

16. 膀胱癌

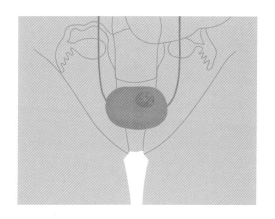

健康小贴士

膀胱癌是指发生于膀胱黏膜上皮的恶性肿瘤，是泌尿生殖系统最常见的恶性肿瘤，好发年龄为 50~70 岁，男女发病比约为 4 ∶ 1。最常见和最早出现的症状是血尿，多表现为无痛性、间歇性血尿。与膀胱癌发病有关的可能因素有吸烟、职业暴露、慢性炎症刺激、长期憋尿、遗传因素等。

✥ 影像检查咨询台

影像学检查不仅能发现膀胱肿瘤，还能了解肿瘤对周围器官的侵犯、盆腔淋巴结和其他脏器有无转移，对治疗方案的制订具有指导意义。超声简便易行，是膀胱癌的首选检查。CT和磁共振成像均可显示肿瘤浸润膀胱壁深度、局部淋巴结及远处转移情况而进行分期。在膀胱癌的诊断及膀胱壁浸润深度评估方面特别是小癌灶检出方面磁共振成像最具优势，磁共振增强检查更易显示病变的血供情况。X线静脉尿路造影可了解肿瘤对上尿路的结构和功能有无影响。

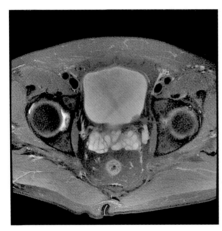

膀胱癌

盆腔磁共振横断面压脂T2WI图像，显示膀胱左后壁不规则低信号肿块（箭头）

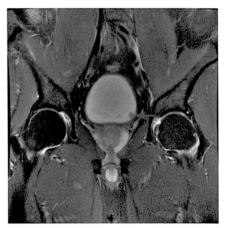

膀胱癌

盆腔磁共振冠状面压脂T2WI图像，显示膀胱左后壁不规则低信号肿块（箭头）

⚠ 特别提醒

膀胱镜检查是膀胱癌的主要确诊手段，不仅能直观地观察肿瘤，还可以镜下钳取病变组织进行活检，对膀胱病变定性。另外，在膀胱镜直视下亦可对早期病变进行治疗。不要轻视血尿，即使一次轻度血尿，也应去医院查明原因。

17. 子宫肌瘤

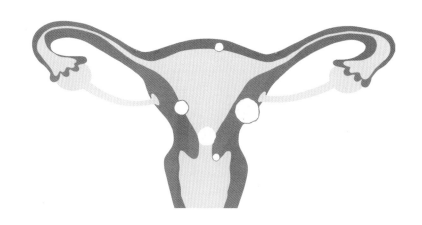

健康小贴士

　　子宫肌瘤是以子宫平滑肌细胞增生为主的良性肿瘤，也称为子宫平滑肌瘤，是女性生殖系统最常见的良性肿瘤，多见于30~50岁女性。主要临床表现有月经量增多、经期延长、不规则阴道出血、腹痛、腰酸、下腹坠胀等；部分可引起不孕。子宫肌瘤可能与女性激素水平相关，年龄和家族史可增加子宫肌瘤风险。

影像检查咨询台

磁共振成像检查能发现小肌瘤，准确判断肌瘤大小、数目、位置及各种继发变性，是子宫肌瘤最准确最敏感的检查。超声检查具有方便、经济、普及率高的优势，联合应用经腹、经阴道超声检查能够发现多数肌瘤。CT诊断子宫肌瘤不敏感，临床上少用。对于部分严重有症状的子宫肌瘤患者，可在数字减影血管造影检查下行子宫动脉栓塞术或磁共振成像引导下聚焦超声治疗。数字减影血管造影检查为有创性检查，对于子宫肌瘤一般不作为诊断检查单独使用。

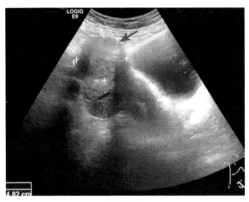

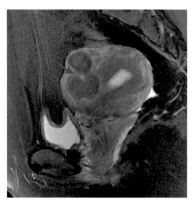

子宫肌瘤

盆腔超声图像，显示向子宫外突出的低回声圆形肿物（箭头）

子宫肌瘤

盆腔磁共振矢状面 T2WI 图像，显示子宫前壁多个类圆形低信号影（箭头）

⚠ **特别提醒**

子宫肌瘤是一种良性肿瘤，但存在恶变可能，子宫肌瘤恶变的发生率为 0.4%~0.8%，多见于较大年龄的妇女。子宫肌瘤应在专科医生指导下，保持随访或选择不同的治疗方式（手术切除、超声聚焦治疗、介入动脉栓塞等）。

18. 子宫腺肌症

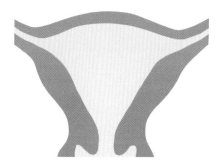

正常子宫

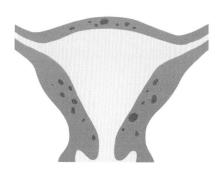

子宫腺肌症

子宫腺肌症是指子宫内膜腺体和间质存在于子宫肌层中的一种疾病。主要临床表现有月经量增多、经期延长以及逐渐加剧的进行性痛经，疼痛多位于下腹正中。子宫腺肌症病因尚不清楚，可能与妊娠、分娩或子宫损伤有关。

影像检查咨询台

磁共振成像检查是子宫腺肌症最具有诊断价值的影像检查，可以明确病变的位置、范围和深度，结合患者的临床症状，做出明确诊断。超声检查普及率高，且方便、经济，能观察到子宫体积的增大及异位的子宫内膜，是子宫腺肌症的常用检查。X线检查及 CT 检查诊断价值有限。数字减影血管造影仅在准备进行子宫腺肌症的动脉栓塞时使用，一般不作为诊断目的使用。

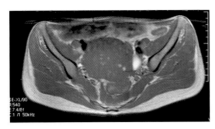 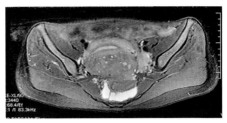

子宫腺肌症

盆腔磁共振横断面 T1WI 图像，显示子宫后壁明显增厚，内可见多发点状高信号小出血灶（箭头）

子宫腺肌症

盆腔磁共振横断面 T2WI 图像，显示子宫后壁明显增厚，内可见多发点状高信号（箭头）

⚠ **特别提醒**

　　子宫腺肌症是一种良性疾病，治疗方法包括药物、手术和介入治疗等，根治困难。绝经后可以自行缓解，所以，对本病的治疗要结合患者的年龄、生育要求等综合判断。请在专科医生指导下治疗。

19. 子宫内膜癌

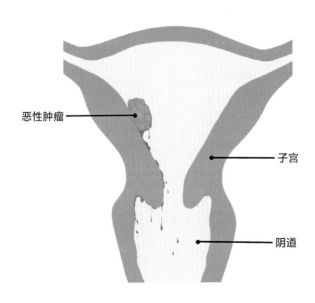

恶性肿瘤

子宫

阴道

健康小贴士

　　子宫内膜癌是发生于子宫内膜的一组上皮性恶性肿瘤，为女性生殖系统三大恶性肿瘤之一。主要表现有阴道出血、阴道排液、下腹疼痛、贫血、消瘦等。子宫内膜癌病因尚不清楚，可能与肥胖、高血压、糖尿病、绝经延迟以及长期服用雌激素有关。

📱影像检查咨询台

　　经阴道超声检查是筛查子宫内膜癌的首选检查方法，可以发现早期内膜病灶，结合诊断性刮宫检查确诊。磁共振成像检查判断子宫内膜癌的侵犯较超声和CT准确，磁共振增强扫描可判断肿瘤部位和侵犯深度，对于特别小的病变更有优势。因此，磁共振成像检查是诊断子宫内膜癌的最准确方法。CT平扫对诊断子宫内膜癌没有太大帮助，但可用于发现淋巴结转移，CT增强扫描对内膜癌侵犯范围的判断准确性也较低。PET/CT可用于子宫内膜癌分期。

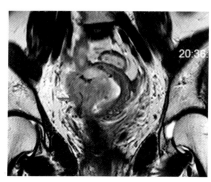

子宫内膜癌

盆腔磁共振冠状面 T2WI 图像，显示子宫内膜不均匀增厚并侵犯子宫右前壁（箭头）

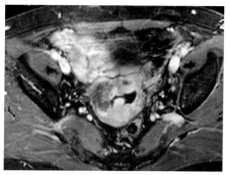

子宫内膜癌

盆腔磁共振横断面 T1WI 增强图像，显示子宫内膜病灶轻度强化（箭头），相对于子宫肌层呈低信号

⚠ **特别提醒**

子宫内膜癌是一种恶性肿瘤，好发于老年女性，特别是肥胖和糖尿病患者，确诊后首选手术治疗。不能手术者，可选择化疗、放疗或介入治疗等。

20. 子宫颈癌

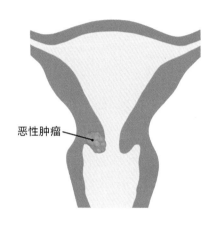

恶性肿瘤

健康小贴士

　　子宫颈癌是发生于宫颈细胞的恶性肿瘤，是最常见的妇科恶性肿瘤，高发年龄为 50~55 岁。宫颈癌早期多无临床表现，病变发展后可出现阴道流血、阴道排液、尿频尿急、便秘、下肢肿胀、疼痛、贫血等。宫颈癌最主要的致病原因为人乳头瘤病毒感染，吸烟、免疫系统功能缺陷、衣原体感染、长期口服避孕药以及宫颈癌家族史等也会增加宫颈癌的风险。

📱 影像检查咨询台

影像检查主要用于明确子宫颈癌的分期，为临床选择治疗方法提供依据。磁共振平扫加动态增强扫描是宫颈癌首选的影像学检查方法，对宫颈癌诊断、术前分期及治疗后有无残留或新发病变的显示优于 CT 和超声。平扫 CT 诊断价值不大，增强 CT 扫描有助于术前分期及治疗后随诊。经阴道超声可有效评价宫颈癌的周围侵犯情况。数字减影血管造影检查可用于部分患者的动脉内化疗或栓塞治疗，一般不作为诊断目的使用。PET/CT 有利于宫颈癌的分期。

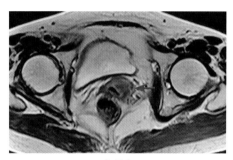

宫颈癌

盆腔磁共振矢状面 T2WI 图像显示宫颈部不规则肿块呈高信号，并向下侵犯阴道壁（箭头）

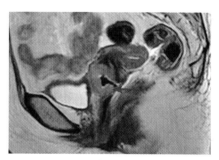

宫颈癌

盆腔磁共振横断面 T2WI 图像显示宫颈部肿块局限于宫颈，无宫旁浸润（箭头）

⚠️ 特别提醒

宫颈癌确诊主要依靠宫颈刮片细胞学检查，随着宫颈细胞学筛查的普及，宫颈癌和癌前病变得以早期发现和治疗，发病率和死亡率已有明显下降。接触性出血是宫颈癌的早期表现，夫妻同房后若出现阴道流血应高度警惕，尽快去医院就医。人乳头瘤病毒疫苗已在国内上市，通过注射疫苗可有效预防人乳头瘤病毒感染，降低宫颈癌的发病风险。

21. 前列腺增生

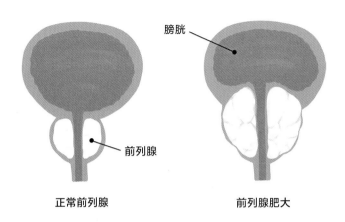

膀胱

前列腺

正常前列腺　　　　　　前列腺肥大

健康小贴士

　　前列腺增生指前列腺的良性增生肥大，是老年男性常见疾病，60岁以上发病率高达75%。主要临床表现有尿频、尿急、夜尿次数增多、尿失禁、排尿困难，合并尿路感染、膀胱结石、肾功能损伤时，可出现发热、腰痛、全身中毒、贫血、高血压等症状。

🔲 影像检查咨询台

　　磁共振成像检查能明确显示前列腺增生的主体，测量前列腺的大小，有助于区分良性前列腺增生和前列腺肿瘤，是前列腺最好的影像学检查方法。超声检查方便，费用低且普及率高，可显示前列腺增大情况，可作为筛查手段。X线检查、CT检查和^{18}F-FDG PET/CT的应用价值有限。对于部分症状性前列腺增生，可在数字减影血管造影下行选择性前列腺动脉栓塞术，但该检查为有创操作，一般不作为诊断检查手段单独使用。

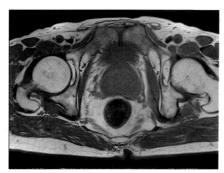 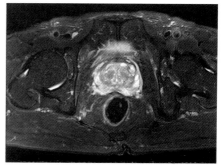

前列腺增生

盆腔磁共振横断面 T1WI 图像，显示增生的前列腺体积增大

前列腺增生

盆腔磁共振横断面压脂 T2WI 图像，显示增生的前列腺体积增大，内信号不均匀，中央腺体与外周带分界清晰

⚠ **特别提醒**

前列腺增生一定要化验前列腺特异性抗原（PSA），必要时结合影像学表现进行组织活检。尽量在医生指导下治疗，以减缓前列腺增生的发展。

22. 前列腺癌

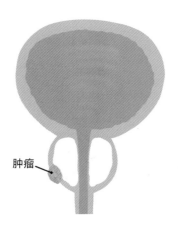

肿瘤

健康小贴士

　　前列腺癌是发生在前列腺的上皮性恶性肿瘤，是男性最常见的恶性肿瘤之一。早期常无具体表现，当肿瘤增大压迫尿路时，可出现逐渐加重的尿频、尿急、排尿不畅等症状，晚期可出现贫血、骨性疼痛等。

影像检查咨询台

　　磁共振成像检查是目前检出前列腺癌的最佳影像学检查方法，对怀疑前列腺癌的患者应常规使用。经腹超声检查方便、普及率高，是前列腺癌的筛查手段。经直肠超声检查虽敏感性高，但由于会引起患者不适，检查难以普及。目前经直肠超声检查联合超声引导下活检穿刺是前列腺癌最佳的早期诊断方法，磁共振成像引导下的前列腺细针穿刺活检更为准确和敏感。CT 对

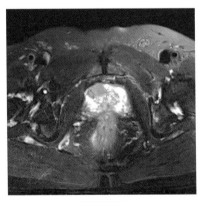

前列腺癌

盆腔磁共振横断面 T2WI 图像，显示前列腺右侧外周带低信号肿块（箭头）

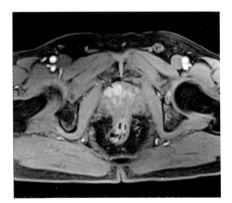

前列腺癌

盆腔磁共振横断面 T1WI 动态增强早期图像，显示前列腺右侧外周带肿块早期强化（箭头），提示该肿块为恶性前列腺癌

评估进展期前列腺癌周围组织侵犯、淋巴结及骨转移有一定帮助，但不能检出前列腺内的小病灶。^{18}F-FDG PET/CT 对前列腺癌的诊断价值有限。

⚠ **特别提醒**

我国转移性前列腺癌发生率高，骨转移是前列腺癌最常见的转移部位，而前列腺特异性抗原（PSA）检查可早期提示前列腺癌，体检时应作为常规检查项目。

第五节 肌肉和骨关节

1. 椎间盘突出

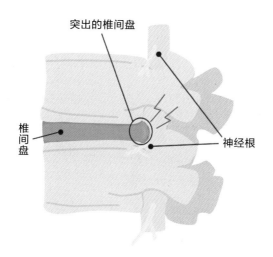

突出的椎间盘

椎间盘

神经根

健康小贴士

　　椎间盘突出是指椎间盘发生退变后，在外界因素的作用下，椎间盘的纤维环破裂，髓核组织从破裂之处突出压迫椎管内神经，从而产生一系列临床症状。颈椎间盘突出主要表现为颈部疼痛，可放射至肩部、上肢及枕部，可出现四肢麻木、头晕、眩晕等症状。胸椎间盘突出主要表现为背部及下肢疼痛，脊柱侧弯等。腰椎间盘突出主要表现为腰背部疼痛、坐骨神经痛、下肢麻木等。

📱 影像检查咨询台

　　磁共振成像能直观显示椎间盘有无突出、突出程度，脊髓、脊神经受压情况，以及邻近椎板、椎体及软组织情况，再加上磁共振成像检查的无害性，应作为椎间盘突出的首选及最佳检查。CT虽可较好地显示腰椎间盘突出，但颈椎间盘和胸椎间盘突出的显示不及磁共振成像。因此，CT可作为椎间盘突出的常用检查和补充手段。X线检查由于不能直观显示突出的椎间盘，仅能够显示间接征象（如椎间隙狭窄、椎体骨质增生、椎间盘钙化和积气等），对椎间盘突出的诊断价值有限。

⚠️ 特别提醒

　　椎间盘突出是日常生活中的常见病症，轻度突出静卧休息即可，重度椎间盘突出保守治疗无效者可以选择手术治疗。在日常生活中应注意加强锻炼，注重椎间盘突出的预防。

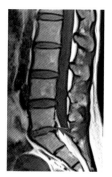

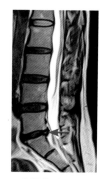

腰椎间盘突出

腰椎间盘突出

腰椎磁共振矢状面 T1WI 图像，显示腰 5/骶 1 椎间盘结节样影向后突出（箭头），硬膜囊前缘受压，该椎间隙变窄

腰椎磁共振矢状面 T2WI 图像，显示腰 5/骶 1 椎间盘信号减低，向后突出压迫硬膜囊前缘受压（箭头）

2. 骨折

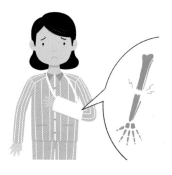

健康小贴士

　　骨折是指骨的完整性和连续性中断。根据骨折的程度和形态，分为不完全性骨折和完全性骨折。主要临床表现有局部疼痛、压痛、瘀斑、肿胀和功能障碍，严重骨折和多发性骨折可导致全身性反应如发热、休克等。

　　在骨骼疾病基础上如骨髓炎、骨肿瘤受轻微外力即发生的骨折，称为病理性骨折。

🔊 影像检查咨询台

应视骨折的类型、部位、时间和累及范围选用影像学检查方法。首选且常规进行 X 线检查。对早期、不典型病例以及复杂解剖部位，CT 尤其是三维 CT 分辨率高，无重叠，弥补了 X 线检查的不足。磁共振成像检查获得的图像清晰、精细、分辨率高，对比度好，特别对软组织的显示和观察骨折周围韧带、脊髓挫伤较好，不仅可发现 X 线和 CT 未能发现的隐匿性骨折和骨挫伤水肿，而且能够区分陈旧骨折和新鲜骨折。单纯骨折不选择超声和核素检查。

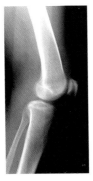 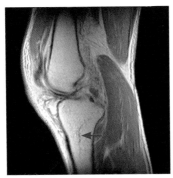 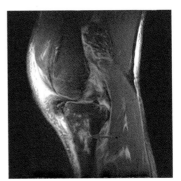

膝关节 X 线侧位片未见明显异常

胫骨隐匿性骨折
膝关节磁共振矢状面 T1WI 图像，显示胫骨上段条状低信号骨折线（箭头）

胫骨隐匿性骨折
膝关节磁共振矢状面压脂 T2WI 图像，显示胫骨上段片状高信号骨髓水肿影（箭头）

⚠ 特别提醒

骨折修复的组织反应，一般在骨折后 24 小时内出现，因此早期复位有利于骨折修复，应争取在外伤后 2~3 小时内，局部尚未发生严重组织水肿前进行骨折复位。除有明显外伤外，其他骨折要积极寻找病因。

3. 椎体骨折

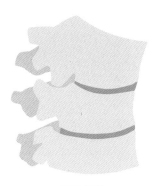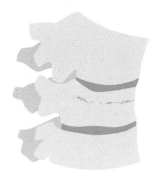

正常椎体　　　　　　　　　　　　椎体骨折

健康小贴士

　　椎体骨折是指颈、胸、腰椎椎体在外力作用下发生的骨连续性和完整性中断，多以压缩性骨折为主。可伴有椎体附件骨折，严重者可伴有脊髓损伤。主要表现为骨折部位的疼痛、活动受限。椎体骨折多为外伤所致，也可见于骨质疏松或患有恶性肿瘤骨转移、血液系统肿瘤的患者。

影像检查咨询台

　　X线平片方便、快捷，可清楚看到椎体压缩程度，是检查椎体骨折的常用检查方法。CT可更好地了解有无骨折碎片向椎管内移位，有无椎体附件骨折，在椎体骨折的诊断方面，CT检查优于X线平片。磁共振成像检查与CT一样能够较好地显示椎体骨折及骨折块的移位，其更大的优点一是可以发现CT与X线平片不能显示的椎体骨小梁骨折（隐匿性骨折），二是能更好地观察脊髓及软组织损伤情况。因此，磁共振成像应作为椎体骨折的常规检查。

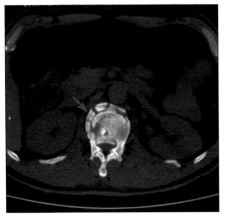 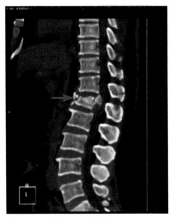

腰 1 椎体骨折

腰椎 CT 横断面图像，显示椎体形态
失常，局部骨质不连续（箭头）

腰 1 椎体骨折

腰椎 CT 矢状面重建图像，显
示腰 1 椎体变扁，游离骨碎块
突入椎管（箭头）

⚠ **特别提醒**

骨质疏松者在外力作用下较易导致椎体的压缩性骨折，建议老年人体检时选做骨密度测量检查。椎体骨折应尽快到医院就诊，特别是已有脊髓损伤时应尽快治疗，尽快恢复功能。

4. 韧带和肌腱损伤

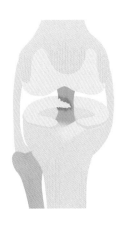

健康小贴士

　　韧带在关节部位与骨骼相连，起到稳定关节结构的作用，当受到猛烈外力作用的时候可能导致韧带损伤。肌腱是连接肌肉和骨的坚韧纤维组织，大部分肌腱损伤发生在靠近关节的位置，如肩关节、肘关节、膝关节和踝关节。韧带损伤的主要表现有关节剧烈疼痛，无法继续运动。肌腱损伤的主要表现有疼痛、僵硬以及患病部位肌力下降。

　　引起韧带损伤的可能原因有剧烈运动、意外事故等。引起肌腱损伤的主要原因有肌腱的劳损或退化，尤其多见于长期重复同样劳动的工作人群。

📱影像检查咨询台

　　对于需要确诊的韧带、肌腱损伤，最准确的方法就是磁共振成像检查，磁共振成像检查能够直接观察韧带肌腱，有助于评估损伤部位、损伤程度，以及显示周围软组织的水肿、积液。由于韧带肌腱损伤的同时常常合并有骨折，此时可行 X 线或 CT 检查明确是否存在骨折和关节脱位，CT 检查对于关节内的撕脱骨折显示要优于 X 线，能准确评估骨折的移位程度。但 X 线或 CT 检查无法显示韧带肌腱等细微解剖结构的变化，在明确韧带肌腱损伤诊断方面价值有限。

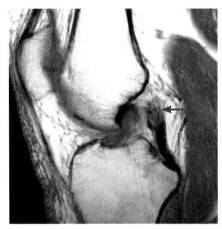

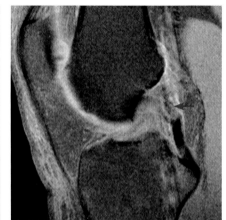

后交叉韧带损伤

后交叉韧带损伤

膝关节磁共振矢状面 T1WI 图像，显示后交叉韧带损伤增粗，形态失常（箭头）

膝关节磁共振矢状面压脂 T2WI 图像，显示后交叉韧带损伤增粗，损伤处呈高信号影（箭头）

⚠ 特别提醒

韧带、肌腱损伤需要及时就医，结合专科医生的体格检查以及磁共振成像检查明确诊断，依据专科医生的诊断意见确定治疗方案。较为严重的韧带损伤需通过手术才能修复。

5. 半月板损伤

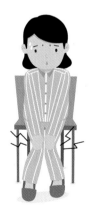

　　半月板是股骨和胫骨之间由纤维软骨构成的C形缓冲结构。半月板损伤是指膝关节半月板因外伤、退变等引起的损伤，可伴有膝关节韧带、软组织、骨的损伤。半月板损伤的主要表现有膝关节局限性疼痛，部分可伴有关节肿胀、关节弹响及交锁现象。

影像检查咨询台

　　磁共振成像检查能明确显示半月板结构，是发现半月板损伤的首选影像学检查方法，也能同时观察侧副韧带和交叉韧带的情况，可对半月板损伤程度进行分级，为是否需要手术提供重要依据。X线检查不能诊断半月板损伤，超声、CT检查的应用价值有限。

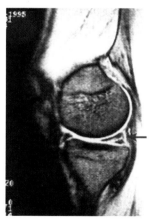 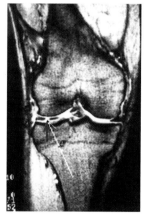

内侧半月板撕裂

膝关节磁共振矢状面压脂T2WI图像，显示内侧半月板后角条状高信号（箭头）

内侧半月板撕裂

膝关节磁共振冠状面压脂T2WI图像，显示内侧半月板后角条状高信号达半月板关节面（箭头）

⚠ **特别提醒**

半月板损伤不能自愈，为了减轻和预防由于半月板损伤继发的软骨、滑膜和骨病变，对于非手术治疗无效、症状明显、诊断明确的，应尽早手术。膝关节镜是半月板损伤诊断和外科处理的理想方法，但关节镜不是半月板损伤的常规检查手段，只有初步诊断为半月板撕裂，为证实诊断并同时进行手术时，才进行关节镜检查。

6. 股骨头坏死

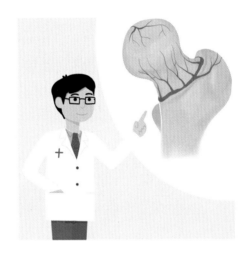

健康小贴士

　　股骨头坏死是股骨头血液供应不足导致股骨头结构破坏、变形或塌陷的一种骨缺血性坏死。主要临床表现有患侧髋部疼痛，活动受限。股骨头坏死的主要原因包括创伤、长期大量饮酒、长期使用类固醇皮质激素以及某些相关疾病等。

📱 影像检查咨询台

磁共振成像是检查股骨头坏死最敏感最特异的方法，能早于 CT 和 X 线检查发现病变。因此，建议磁共振成像作为股骨头坏死的常规与首选影像学检查方法。股骨头坏死早期在 X 线平片上很难发现，X 线上出现明确征象时，多提示已到中晚期。同 X 线检查相似，CT 在病变早期也无特征性征象。PET/CT 也可早期诊断股骨头坏死，但特异性低。

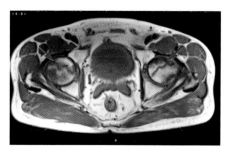

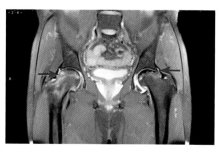

双侧股骨头坏死

髋关节磁共振横断面 T1WI 图像，显示双侧股骨头内见不规则片状及条状低信号影（箭头）

双侧股骨头坏死

髋关节磁共振冠状面压脂 T2WI 图像，显示左侧股骨头形态失常，双侧股骨头内见不规则条状和片状高信号（箭头）

⚠️ 特别提醒

对于股骨头坏死临床高危人群，如外伤所致股骨颈骨折、长期大量饮酒、长期使用激素等，应定期进行磁共振成像检查，以便早发现、早治疗。

7. 关节炎

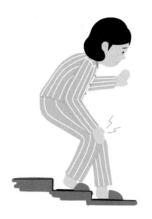

关节炎泛指由炎症、感染、创伤、自身免疫性疾病、退化或其他原因引起的发生在人体关节及其周围组织的炎性疾病。常见的关节炎有骨性关节炎、化脓性关节炎、类风湿性关节炎、痛风性关节炎等。关节炎的主要表现是关节红、肿、热、痛，功能障碍及关节畸形。

📱 影像检查咨询台

影像学检查对关节炎的诊断有很大帮助。综合利用各种影像学检查，可以早发现、早诊断。磁共振成像可全面评价关节积液、滑膜受累、软骨及软骨下骨破坏、骨髓水肿以及软组织受累范围，有助于早期诊断。因此，推荐磁共振成像检查作为关节炎的常规检查和首选。X线平片可以发现关节周围骨质疏松、关节边缘侵蚀、关节间隙变窄、关节畸形、关节强直。CT能较早显示关节面下的骨质改变，较 X 线常规检查能更好地发现骨质细微变化，可作为 X 线检查的补充。X 线平片由于价廉易得，可作为关节炎筛查及常规随访手段。

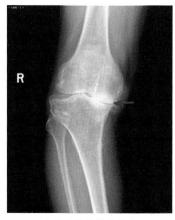 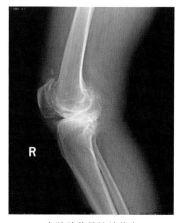

右膝关节骨性关节炎

右膝关节 X 线正位平片，显示右膝关节间隙变窄、骨端变形、关节面下骨质硬化（箭头）

右膝关节骨性关节炎

右膝关节 X 线侧位平片显示右膝关节间隙变窄，骨端变形、关节面下骨质硬化及骨质增生（箭头）

⚠ **特别提醒**

关节炎病因复杂多样，必须结合临床资料和实验室检查以及影像学检查综合诊断和鉴别。确定病因及定性诊断后，由专科医生进行有效治疗。

8. 骨肿瘤

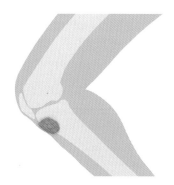

健康小贴士

骨肿瘤指发生于骨基本组织（骨、软骨、纤维组织）和骨附属组织（血管、神经、脂肪和骨髓）的肿瘤的总称，包括骨良性肿瘤和恶性肿瘤。骨肿瘤发病与年龄有关。主要临床表现有疼痛与压痛，局部肿块或肿胀，功能障碍和压迫症状，病理性骨折；恶性骨肿瘤还可能有消瘦、贫血、体重下降、低热等全身症状。

影像检查咨询台

X线平片简单易行，是骨肿瘤常用和首选的影像检查方法，常见且典型的骨肿瘤通过X线平片即可确诊。CT检查可以显示骨肿瘤的细微改变，对细微骨破坏区、死骨、微小钙化、骨膜增生等的显示优于常规X线平片。磁共振成像检查对X线与CT不能发现的早期骨质破坏的显示优于CT，对多发骨病变的显示效果更佳；对肿瘤周围软组织病变、肿瘤在髓腔内浸润范围的显示具有明显优势。因此，磁共振成像是早期发现骨肿瘤与骨肿瘤分期的最佳检查方法。ECT检查可以明确病变范围，但特异性不高，不能单独作为诊断依据。数字减影血管造影（DSA）检查可以明确肿瘤的血供情况，但该检查为有创检查，仅在准备同时进行介入治疗时使用。

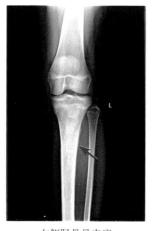 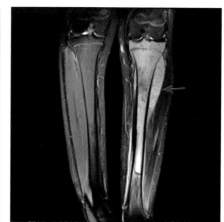

左侧胫骨骨肉瘤

左膝关节及胫骨上段正位，X 线平片显示左胫骨上段密度不均匀（箭头）

左侧胫骨骨肉瘤

双小腿磁共振冠状面 T2WI 图像，显示左胫骨中上段及周围软组织肿块呈高信号（箭头），显示病变范围明显大于 X 线平片

⚠ 特别提醒

骨肿瘤的诊断必须临床、影像和病理三结合。对于部分骨肿瘤，实验室检查也是必要的辅助检查手段。当局部骨与软组织检查阴性时，建议再行磁共振成像检查，以便发现早期骨与软组织肿瘤等病变。

第四章 健康体检篇

第一节 儿童及青少年体检常见影像问题

1. 儿童或青少年体检推荐X线或CT检查吗?

🏠 **生活实例**

儿童和青少年是祖国的花朵，对儿童或青少年体检应非常重视。在为孩子选择体检项目时，经常有家长担忧，常问："医生，听说X线或CT有辐射会影响孩子的生长发育，孩子体检能做X线或CT检查吗？"

由于X线、CT检查有辐射，而儿童及青少年处于生长发育期，对电离辐射的损伤较成人更为敏感。因此，儿童或青少年体检时不建议将X线或CT检查作为常规推荐的检查项目。

体检小贴士

如果儿童或青少年在诊疗过程中由于病情需要需行X线或CT检查，检查时应注意遮盖和保护非检查部位，特别是脖子、眼睛及会阴部，可使用防护围脖、铅帽、铅围裙等保护好甲状腺、眼睛、卵巢（女）和睾丸（男），尽量减少辐射，避免对儿童健康造成不必要的危害。

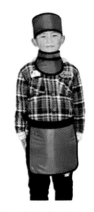

儿童电离辐射防护示意图

2. 孩子脊柱有一点弯曲，需要拍X线片吗？

🏠 生活实例

孩子经常一个肩膀背书包，害怕脊柱侧弯，需要拍 X 线片检查吗？

目前临床上最常用的脊柱侧弯检查方法为体格检查，如前屈或弯腰试验等。脊柱侧弯确诊的金标准是 X 线、CT 及磁共振成像等影像学检查。建议儿童及青少年体检时首先行常规身体姿态及脊柱的测量，发现问题后，可进一步行磁共振成像检查或脊柱正侧位 X 线片检查，然后去儿童骨科就诊。

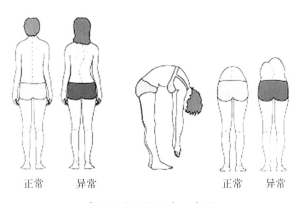

正常　　异常　　　　　　　　正常　　异常

脊柱侧弯体格检查示意图

体检小贴士

家长如果发现孩子后背左右不对称、"高低肩"或者前弯时双侧背部不对称，建议先到医院找有经验的医生进行脊柱侧弯临床筛查。

3. 孩子不长个，需做个骨龄检测吗?

🏠 生活实例

小李是个高中生，身高 165 厘米，他最近很想知道还能不能再长个了，可以做个骨龄检测吗?

身高、体重是评估儿童及青少年生长发育的最常用指标。除此之外，骨龄检测在评价儿童及青少年生长发育水平方面的应用也越来越广泛。目前中国最常用的骨龄检测方法是进行 X 线摄片检查；亦有部分地区应用超声骨龄检测仪进行骨龄检测，超声骨龄检测优点在于无 X 线辐射。

骨龄即骨骼年龄，是通过拍摄左手（非优势手）X 线正位片，通过观察腕骨、指骨、掌骨及尺桡骨骨化中心发育的程度来判断。骨龄检测可用来预测儿童未来身高，判断骨生长发育情况，为是否需要临床干预治疗提供参考依据。

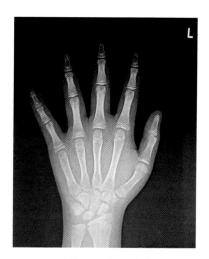

手腕部正位 X 线片

体检小贴士

骨龄检测应在骨骺线完全闭合前进行检测，一般年龄为 10~20 岁，可联合生长激素测定，由专科医生综合判断是否需要进行人为"生长激素"的干预，以免贻误最佳治疗时机。拍摄骨龄手 X 线片时要注意孩子和陪同人员的防护。

第二节　成人体检常见影像问题

1."啤酒肚"体检首选什么影像检查？

生活实例

王先生今年 35 岁，销售工作，工作压力大，经常应酬，饭桌上免不了拼酒、吃大鱼大肉，年纪轻轻就已经挺起了"啤酒肚"，自然就成了脂肪肝、胆囊结石的高危人群。他体检时应该选择什么样的影像学检查呢？

超声具有简便、价廉、无辐射、可重复检查等优点，并且可发现大多数腹部脏器疾病（如脂肪肝、肝囊肿、胆囊炎、胆囊结石、肾囊肿），当仁不让成为首选的推荐检查方法。如果把腹部每个脏器比作一座房子，超声探头就可以让医生进入每个房间查看肝脏、胆囊、胰腺、肾脏等有没有结构变化，以此发现腹部脏器的早期病变，为下一步检查或治疗指明方向。

　　超声检查虽可发现腹部脏器有无结构变化，但建议高危人群仍要结合血压、血糖、血脂、肝功能、肾功能等生化指标进行全面评估。磁共振成像检出病变较超声敏感，由于同超声一样对人体无害，已经成为腹部体检的"新宠"。

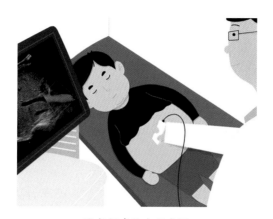

腹部超声检查示意图

2. 泌尿系统结石选择什么影像检查？

🏠 生活实例

　　老李今年40岁，是个出租车司机，平常少喝水、常憋尿，以前得过肾结石，但是已做过体外冲击波碎石。最近腰部总是隐隐作痛，怀疑自己肾结石复发了，他应该选择什么样的影像学检查方法呢？

超声是肾结石的首选筛查方法，由于肾脏本身是一个均质性组织，可以充当结石良好的"声窗"，因而检出结石的敏感性较高，甚至可以分辨出 2~3 毫米的小结石。除此之外，超声还可以显示泌尿生殖系统（肾脏、输尿管、膀胱、前列腺）的结构，发现多囊肾、肾积水等与结石相关的疾病。

除了超声，X 线腹部平片、静脉肾盂造影、逆行肾盂造影、CT、磁共振成像等均可发现尿路结石。CT 平扫检出泌尿系小结石最为敏感。

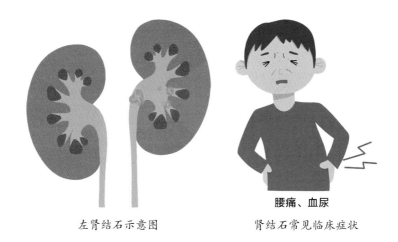

腰痛、血尿

左肾结石示意图　　　　肾结石常见临床症状

体检小贴士

影像检查可确定结石的有无、大小和位置，判断是否易于排出。建议结合有无腰酸、血尿、发热等症状以及尿常规、中段尿培养等检查结果综合判断病情。

3.妇科体检选择什么影像检查?

🏠 生活实例

王女士今年35岁,最近总是感觉腰酸,痛经明显且月经量较前增大,她需要做什么影像学检查呢?

子宫及双侧附件的超声检查可以探测子宫的位置、大小、形态以及子宫内膜息肉、子宫肌瘤、子宫腺肌症、子宫内膜癌等病变。通过超声检查亦可探测双侧卵巢形态,监测卵泡及有无卵巢囊肿、卵巢癌等病变,还可以发现输卵管慢性炎症,如输卵管积脓、输卵管积水、盆腔积液等。超声检查在妇科疾病诊断中发挥着非常重要的作用。如病变比较复杂,超声无法清晰显示,还可进一步行盆腔磁共振成像检查。

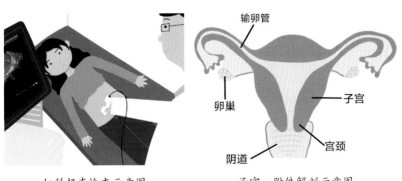

妇科超声检查示意图   子宫、附件解剖示意图

体检小贴士

除每年例行妇科超声检查以筛查子宫、附件疾病外,建议联合行宫颈细胞学检查、高危型人乳头瘤病毒(HPV)检测筛查宫颈癌。磁共振成像也是子宫等盆腔器官的优选检查方法。

4. 前列腺选择什么影像检查?

生活实例

老张今年60岁了，最近总是尿频、尿急、排尿费力、尿后滴沥，每晚至少起夜三次，影响睡眠，他应该选择什么影像学检查来了解他的前列腺呢?

前列腺是一个形如栗子的腺体，在膀胱下面，中间是尿道。当前列腺肥大时就会挤压尿道，导致尿频、尿急、排尿不畅。前列腺超声检查可以直接测定前列腺的大小、内部结构、突入膀胱的程度，经直肠前列腺超声检查更为精确。除此之外，泌尿系统（肾、输尿管、膀胱）超声也可以了解有无尿路积水、扩张。当超声诊断不明时，还可行膀胱镜、CT和磁共振成像检查。目前，磁共振成像已成为前列腺影像学检查的"新宠"，前列腺特异性抗原（PSA）增高的患者应该首选磁共振成像检查。

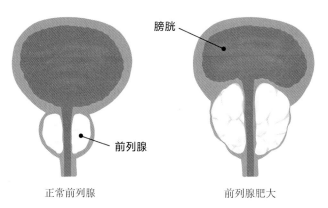

膀胱

前列腺

正常前列腺   前列腺肥大

正常前列腺与前列腺肥大比较示意图

　　建议年度体检进行前列腺超声、直肠指检、血清 PSA 检查以筛查前列腺相关疾病。PSA 增高者，建议进一步进行前列腺磁共振成像检查。

5."低头族"——影像检查呵护您的颈、腰椎

🏠 生活实例

　　王阿姨做裁缝将近 40 年了，经常伏案工作，一坐就是一整天，最近感觉自己的后颈部、腰部都很不舒服，哪些影像学检查可以帮助她了解自己的颈、腰椎情况呢？

　　颈、腰椎常用的影像学检查方法有 X 线、CT 和磁共振成像，这些检查各自有着不同的侧重点。

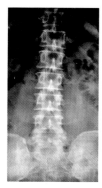 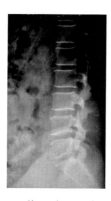 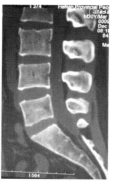 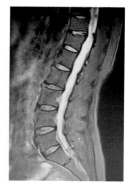

腰椎 X 线正位片　　腰椎 X 线侧位片　　腰椎 CT 矢状面重建　　腰椎磁共振成像矢状面 T2WI

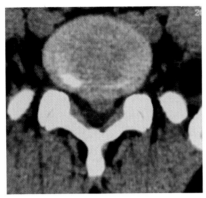 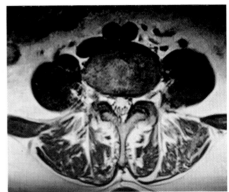

腰椎 CT 横断面　　　　　　　　　　　　腰椎磁共振横断面

颈、腰椎间盘突出 X 线、CT、磁共振成像检查的优缺点比较

检查项目	特　　点
颈、腰椎 X 线平片	经济、简单方便；可发现椎间隙变窄、椎体边缘骨质增生改变和有无脊柱侧凸畸形等
颈、腰椎 CT	能够较清晰显示椎间盘突出的部位、大小、形态以及神经根、硬脊膜囊受压移位情况 可显示椎板、黄韧带肥厚、小关节增生肥大、椎管及侧隐窝狭窄等；对椎间盘是否钙化和积气诊断价值高
颈、腰椎磁共振成像	无辐射，对人体无害；可全面观察椎间盘及脊髓是否有病变；可清晰显示椎间盘突出的形态及其与硬膜囊、神经根等周围组织的关系；但显示椎间盘是否钙化和积气不如 CT

体检小贴士

　　建议有症状人群，行相关影像检查和临床检查明确颈－腰椎情况，然后由康复科或骨科进一步治疗。有条件者，颈－腰椎磁共振成像应作为首选检查。

第三节 老年慢病人群体检常见影像问题

1. "三高"人群，影像套餐帮助您

🏠生活实例

大家生活越来越好了，患"三高"（高血压、高血糖、高血脂）等代谢性疾病的人也越来越多了。"三高"人群选择什么样的影像学检查方法才能更好地评估心脑血管疾病的发病风险呢？

"三高"人群特别是高血压、糖尿病患者易并发各种微血管、大血管病变，引发全身各种并发症。应定期进行相关检查，以降低心脑血管并发症的发病风险。下图展示了"三高"人群如何选择影像学检查。

眼底照相：筛查有无高血压、糖尿病眼底病变

颅脑MRI：了解颅脑结构，筛查有无梗死灶、出血灶、占位等疾病

脑血管MRA：了解脑血管情况，有无血管狭窄、畸形等

颈部血管彩超：筛查颈部动脉有无内膜增厚、斑块形成等动脉粥样硬化性病变

心脏彩超：了解心脏结构，筛查有无心房异常、心室肥厚

冠脉CTA：了解心脏结构，筛查有无心房异常、心室肥厚

肾脏彩超：筛查有无高血压或糖尿病引起的肾脏结构改变

下肢血管彩超：筛查有无下肢血管病变

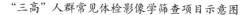
"三高"人群常见体检影像学筛查项目示意图

体检小贴士

除上图所示影像学检查方法外，"三高"人士还应定期监测血压、血糖、血脂、肝肾功能、心电图、尿微量蛋白或24小时尿蛋白定量等，综合判断疾病控制情况，以便调整用药。

2."人到老年"，如何做好头颈血管体检？

🏠 生活实例

老张今年70岁，患高血压、糖尿病近10年了，作为一位"中风高危人群"，他可以选择哪些影像学检查来了解自己的颈动脉和脑动脉血管情况呢？

颈部血管超声是检测颈动脉粥样硬化斑块的首选方法，具有无创、简便、安全、价廉的优点，能清晰显示颈部血管中膜是否增厚、有无斑块形成，斑块形成的部位、大小、血管狭窄及狭窄程度、有无闭塞等情况。经颅彩色多普勒超声（TCD）可间接评估颅内血管情况，近年来随着体检检查方法和设备的更新，脑血管功能检测作为《中国脑血管病一级预防指南2019》推荐的用于脑血管病发病风险评估工具之一，已逐渐成为评估脑血管功能的常规体检项目。

在脑卒中高危人群筛查时，建议行头颅磁共振成像（MRI）和磁共振血管成像（MRA）了解颅脑实质及脑血管情况。因为CT检查具有电离辐射，不建议采用头颅CT或CT血管成像（CTA）作为常规体检项目。若发现颅内小动脉瘤或血管情况不够明确，再行头颅CTA了解脑血管细节。

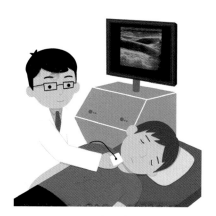

颈部血管超声检查

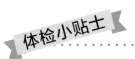

脑血管疾病高危人群应注重检测血压、血糖、血脂等；如发生急性脑血管意外，除上述检查外，必要时还需完善X线脑血管造影（DSA）。

3. 警惕"过劳死"——影像学检查助您了解心脏

🏠 生活实例

老王人到中年，生活压力大，经常熬夜酗酒，最近经常心悸、胸闷，怀疑自己得了冠心病，哪些影像学检查可以帮助他了解自己的心脏呢？

如果把心脏比作一套房子，心脏壁的心肌就相当于房子的"墙壁"，瓣膜相当于"房门"，冠状动脉相当于房子的"水管"，而电传导系统相当于房子的"电路"。以上任何部分出现问题，均会导致心脏疾病，不同部位出现病变，相应的检查手段也不一样。

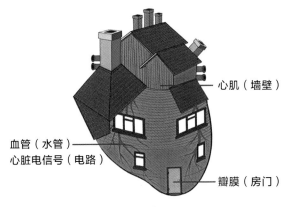

心脏示意图

心脏超声检查是心脏体检的常规检查项目，可以评估心脏的结构、功能、血流动力学，看看"房子有多大、结构稳不稳、墙壁厚不厚、门牢靠不牢靠"，主要用于各种先天性心脏病、心脏瓣膜疾病、心肌病、心包疾病的诊断。

冠状动脉 CT 血管成像（CTA）是在 CT 扫描下利用对比剂显影心脏的血管情况，在体检中常用于心脏冠脉血管初步筛查，看看心脏的"水管堵不堵"，显示冠状动脉有无狭窄，狭窄的部位、程度、范围，以及病变周围血管的血流情况，必要时可行冠状动脉造影（DSA）检查进一步明确心脏血管情况并给予治疗。

体检小贴士

除上述检查外，心电图、心肌酶谱、活动平板试验、心肌核素显像、心脏磁共振成像均有助于评估及诊断心脏疾病。特别是心脏磁共振成像检查用得越来越多。

4. 做好血管检查，远离下肢动脉粥样硬化

🏠 生活实例

张大爷患糖尿病 10 年了，最近听说有的病友出现了"糖尿病足"。他应该选择什么检查来了解自己的下肢血管情况呢？

下肢动脉超声是下肢血管体检的常规推荐检查方法，具有方便、经济、无创的优点，可以检测下肢动脉的管壁内中膜厚度和粥样斑块形成情况。除此之外，超声发现有问题后，必要时可以结合 CT 血管造影以及经导管 – 动脉 DSA 等明确外周动脉狭窄 / 闭塞病变的位置、程度和范围等。实际上，磁共振血管成像（MRA）特别是非增强磁共振血管成像是糖尿病足下肢血管检查的重要方法。

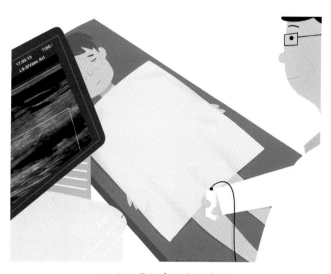

下肢血管超声检查示意图

体检小贴士

高龄、吸烟、糖尿病、高血压、高血脂等均为下肢动脉粥样硬化的危险因素。下肢动脉粥样硬化患者起病时常无任何症状，或仅表现为肢体发麻、发凉等不适，早期应该引起高危人群的警惕，尽早进行下肢血管的体检。

5. 影像检查如何确定骨质疏松？

生活实例

王奶奶今年 70 岁了，最近总是骨头痛，怀疑自己得了骨质疏松，什么影像学检查方法可以帮她确定自己有无骨质疏松呢？

老年骨质疏松症是一种常见病、多发病。要想判断是否存在骨质疏松，必须进行骨密度测定。目前常用的骨密度测定方法有双能 X 线吸收测定法（DXA）、定量计算机断层扫描术（QCT）、定量超声测定法（QUS）和定量磁共振测定法（QMR）等，不同检测方法各有优势。其中双能 X 线吸收测定法（DXA）为目前医学界推荐和最常用的检查方法。

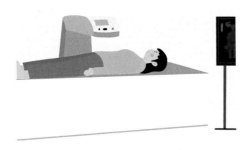

双能 X 线吸收测定设备

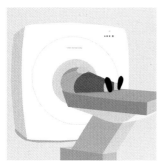
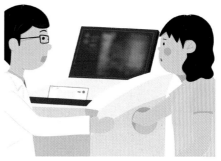

定量计算机断层扫描设备　　　　定量超声测定及分析设备

三种常用骨密度测定方法比较

检查方法	特　点
双能 X 线吸收测定（DXA）	价格相对低、特异性强、灵敏度高、辐射量小，是目前常规推荐的骨质疏松症诊断方法
定量计算机断层扫描术（QCT）	是近年来新兴的骨密度检查方法，现已逐渐推广开来。在胸腹部 CT 扫描的同时，无须增加射线量，可同时测量骨密度、腹部脂肪比、脂肪肝脂肪含量
定量超声测定法（QUS）	无辐射、操作简单、价格便宜，非常规骨密度检测方法，适用于儿童检查

体检小贴士

　　建议以下三类老年人群进行骨质疏松影像筛查：①65 岁以下具有骨质疏松风险因素的绝经期妇女；②65 岁以上的老年妇女或 70 岁以上的老年男性；③怀疑存在非创伤性骨折（脆性骨折）的老年人。除骨密度测定外，建议联合检测血清钙、磷及 25- 羟基维生素 D 综合判断病情，然后确定下一步治疗方案。

第四节 肿瘤筛查常见影像问题

1. 甲状腺癌真不少，"甲功、超声"联合筛查最巧妙！

生活实例

　　王女士今年40岁，她的母亲最近体检发现甲状腺癌，她非常担心自己也会得甲状腺癌，选择什么项目才能更好地筛查甲状腺癌呢？

　　甲状腺疾病的筛查要同时进行功能检查和形态检查，就是平常说的甲状腺功能＋甲状腺超声联合筛查甲状腺癌。甲状腺癌高危人群建议每年行一次颈部超声（包括甲状腺、颈部、锁骨上区）检查，如超声提示甲状腺相关疾病，建议行甲状腺功能与核素检查辅助诊断。

　　另外，如果甲状腺超声检查提示甲状腺结节也不必过分恐慌，大部分甲状腺结节为良性，无须特殊处理，常规随访超声即可。只有超声分级4a类及以上结节才有一定的恶性风险，需常规进行甲状腺细针穿刺以明确结节良恶性，再决定下一步处理方式。

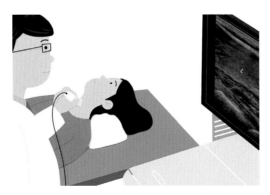

甲状腺超声检查示意图

体检小贴士

目前临床筛查甲状腺癌首选超声。建议 30 岁以上成人每年行一次颈部超声检查。

2. 低剂量CT，早期肺癌无处遁形！

生活实例

老张今年 60 岁了，是个每天至少一包烟的"老烟枪"，最近老是咳嗽，担心自己患上了肺癌，为什么医生建议他选择低剂量螺旋 CT 而不是常规胸片呢？

健康体检过去多采用拍 X 线胸片的方式来筛查肺部疾病，但直径小于 1 厘米的小病灶、小结节被正侧位 X 线胸片"无视"的概率非常高，现已基本采用低剂量螺旋 CT 进行肺癌早期筛查。螺旋 CT 是对肺部一层一层连续进行扫描，即便是直径在 0.5 厘米以下的结节，也能够被"揪出来"，大大

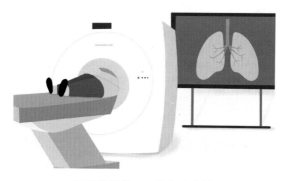

低剂量螺旋 CT 检查示意图

提升了早期肺癌的检出率；相较于普通 CT，低剂量螺旋 CT 的放射剂量要低很多，同样可以起到发现肺部结节的作用。因此，推荐更为精准的低剂量螺旋 CT 作为早期肺癌的筛查手段。

由于大家对体检的重视及 CT 分辨率的不断提高，肺结节的检出率也不断提升。每一位体检者要客观正确看待肺结节，不可忽视但又不必过分恐慌，并不是所有的结节都需要手术，应该按病灶大小以及结节性质，来决定下一步该怎么做。一般来说，CT 密切随访、病灶活检和外科手术是肺结节的三大基本处理策略。肺结节 CT 随访以半年进行一次为妥。

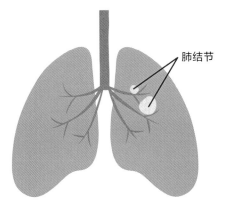

肺结节

如何正确看待肺结节

体检小贴士

建议 40 岁以上的肺癌高危人群每年进行一次低剂量螺旋 CT 检查筛查肺癌。除此之外，也需抽血化验血清肿瘤标志物，如癌胚抗原、神经元特异性烯醇化酶、细胞角蛋白片段 19 和胃泌素释放肽前体、鳞状上皮细胞癌抗原等。目前，人工智能诊断软件联合筛查可提高肺结节的检出率和早期肺癌的正确诊断率。

3."超声+钼靶"锁定早期乳腺癌

🏠 生活实例

　　王女士，今年40岁，是个"丁克族"，她听人说大龄未生育过的女性患乳腺癌的风险较高，她应该选择什么检查进行乳腺癌筛查呢？

　　在日常生活中，成年女性应坚持定期乳房自检，有助于早期发现异常情况，为治疗赢得时间。乳腺超声检查可以观察乳腺腺体内部有无结节及其血流情况，并观察腋窝淋巴结情况。但由于其对微小钙化不敏感，同时对于设备及检查医师的依赖性比较强，故在临床上有时常需要和乳腺X线摄影相结合来诊断乳腺癌。

　　乳腺X线钼靶对于组织相对疏松、以脂肪为主的乳腺效果较好，可以清晰呈现腺体内部结构，发现乳腺腺体中的钙化点、结构扭曲和肿块。40岁以上的女性乳腺组织较疏松，可每1~2年做一次乳腺X线钼靶检查。

　　经上述检查不能确诊病变性质时，可以通过乳腺磁共振成像检查帮助评估，对可疑病灶可以进行穿刺活检，以便进一步确诊。

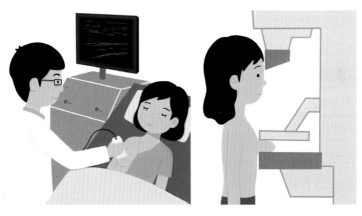

乳腺超声示意图　　　　　　乳腺钼靶示意图

体检小贴士

　　目前中国进行乳腺癌的筛查以乳腺超声为主；建议一般女性30岁以后，每年做1次乳腺超声检查；发现高危因素者可进一步行乳腺钼靶、乳腺磁共振成像检查。目前，磁共振成像虽是乳腺最好的检查，但由于收费较高，检查时间较长，尚不能作为首选检查和筛查手段。

4. 肝癌发生静悄悄，"甲胎、超声"跑不掉！

🏠 生活实例

　　小张今年37岁，已感染乙肝病毒10年，听人说慢性乙肝发展成肝癌的概率很大，他该选择哪些检查进行肝癌早期筛查呢？

　　对肝癌高危人群的筛查，有助于肝癌的早期发现、早期诊断、早期治疗，是提高肝癌疗效的关键。在我国，肝癌的高危人群主要包括：具有乙型肝炎病毒和 / 或丙型肝炎病毒感染、长期酗酒、非酒精性脂肪性肝炎、食用黄曲霉素污染食物、各种原因引起的肝硬化以及有肝癌家族史等的人群，尤其是年龄40岁以上的男性风险更大。建议每6个月行血清甲胎蛋白（AFP）和肝脏B超检查以进行肝癌早期筛查。

　　若上述两项检查有异常发现（甲胎蛋白指标阳性或超声检查发现肝脏结节），可以进行CT或磁共振成像检查，进一步明确诊断。CT虽是发现与诊断肝癌的有效方法，但在病灶较大时需增强扫描才能更好地确定，由于

CT 的有害性，建议 B 超发现或可疑肝癌后及时行磁共振成像检查，而非 CT 检查。磁共振成像检查在发现更小肝癌（＜ 1.0 厘米）和肝硬化不同级别结节定性以及鉴别诊断方面更具优势，并且对人体无害，已经成为诊断肝肿瘤的最好检查手段，建议优先使用。经济条件许可者，应常规使用磁共振成像与超声检查结合的检查方案对肝癌高危人群进行筛查。

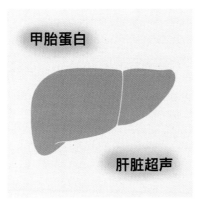

"甲胎蛋白＋超声"联合筛查肝癌

体检小贴士

对于肝癌高危人群，除上述影像检查和甲胎蛋白检测外，还应行乙肝五项、丙型肝炎病毒（HCV）抗体、肝功能等检查以协助诊断。

参 考 文 献

［1］万学红，陈红．临床诊断学［M］．3 版．北京：人民卫生出版社，2018.

［2］万学红，卢雪峰．诊断学［M］．9 版．北京：人民卫生出版社，2018.

［3］胡军武，张树桐，陈旺生．实用比较医学影像技术［M］．北京：人民卫生出版社，2018.

［4］徐克，龚启勇，韩萍．医学影像学［M］．8 版．北京：人民卫生出版社，2018.

［5］王荣福，安锐．核医学［M］．9 版．北京：人民卫生出版社，2018.

［6］钱蕴秋．超声诊断学［M］．2 版．西安：第四军医大学出版社，2012.

［7］任卫东，常才．超声诊断学［M］．3 版．北京：人民卫生出版社，2017.

［8］中国医师协会超声医师分会．中国产科超声检查指南［M］．北京：人民卫生出版社，2019.

［9］中华医学会儿科学分会围产医学专业委员会，中国医师协会新生儿科医师分会超声专业委员会，中国医药教育协会超声医学专业委员会重

症超声学组，等. 新生儿肺脏疾病超声诊断指南［J］. 中国当代儿科杂志，2019，21（2）：105-113.

［10］谢明星. 超声新技术与应用进展［J］. 中国医师杂志，2019，21（3）：321-323.

［11］血管内超声在冠状动脉疾病中应用的中国专家共识专家组. 血管内超声在冠状动脉疾病中应用的中国专家共识（2018）［J］. 中华心血管病杂志，2018，46（5）：344-351.

［12］刘延玲，熊鉴然. 临床超声心动图学［M］. 3 版. 北京：科学出版社，2014.

［13］王学军. 影像让"看病"变得如此简单［M］. 北京：中国中医药出版社，2019.

［14］英国 DK 公司. DK 家庭医生［M］. 田新平，译. 2 版. 北京：中国大百科全书出版社，2018.

［15］Porter R S. 默克家庭医学手册［M］. 胡大一，译. 3 版. 北京：人民卫生出版社，2014.

［16］杨培增，范先群. 眼科学［M］. 9 版. 北京：人民卫生出版社，2018.

［17］孙虹，张罗. 耳鼻咽喉头颈外科学［M］. 9 版. 北京：人民卫生出版社，2018.

［18］葛均波，徐永健，王辰. 内科学［M］. 9 版. 北京：人民卫生出版社，2018.

［19］陈孝平，汪建平，赵继宗. 外科学［M］. 9 版. 北京：人民卫生出版社，2018.

［20］谢幸，孔北华，段涛. 妇产科学［M］. 3 版. 北京：人民卫生出版社，2018.